U0388107

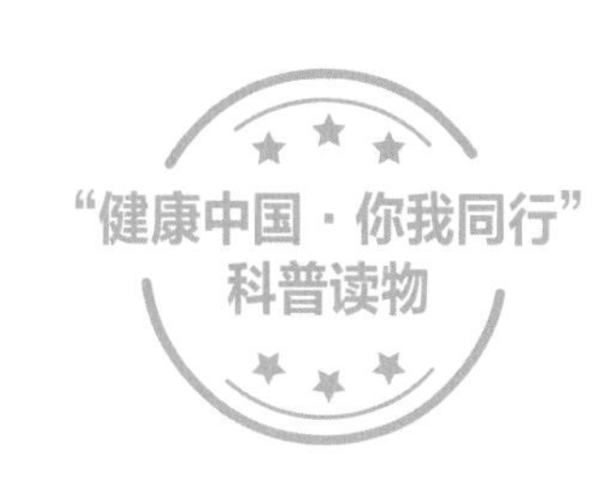

脑健康处方

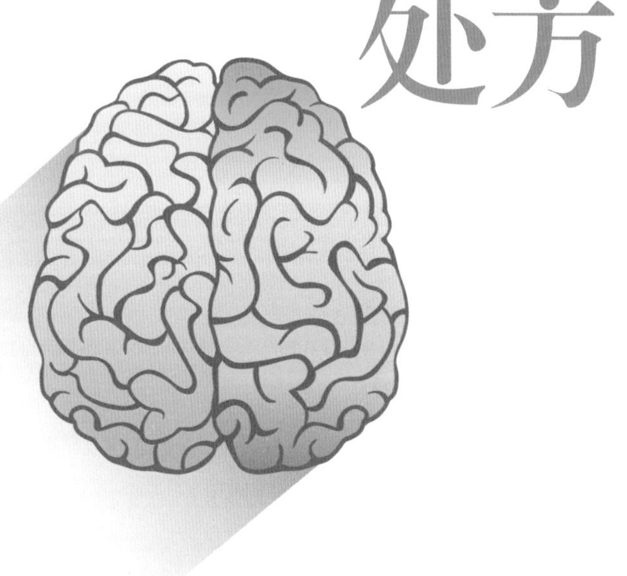

国家卫生健康委宣传司 组织编写

吉训明 主 编

人民卫生出版社
·北 京·

图书在版编目（CIP）数据

脑健康处方 / 国家卫生健康委宣传司组织编写 ； 吉训明主编. -- 北京 ： 人民卫生出版社，2025. 1.
ISBN 978-7-117-37641-9
Ⅰ. R161. 1-49
中国国家版本馆 CIP 数据核字第 2025QH7104 号

脑健康处方
Nao Jiankang Chufang

策划编辑 庞　静　杨　帅　　责任编辑 杨　帅
数字编辑 王佳莹
书籍设计 尹　岩　梧桐影
组织编写 国家卫生健康委宣传司
主　　编 吉训明
出版发行 人民卫生出版社（中继线 010-59780011）
地　　址 北京市朝阳区潘家园南里 19 号
邮　　编 100021
E - mail pmph @ pmph.com
购书热线 010-59787592　010-59787584　010-65264830
印　　刷 北京汇林印务有限公司
经　　销 新华书店
开　　本 710×1000　1/16　　印张：16
字　　数 178 千字
版　　次 2025 年 1 月第 1 版
印　　次 2025 年 2 月第 1 次印刷
标准书号 ISBN 978-7-117-37641-9
定　　价 75.00 元

打击盗版举报电话 010-59787491　E- mail WQ @ pmph.com
质量问题联系电话 010-59787234　E- mail zhiliang @ pmph.com
数字融合服务电话 4001118166　E- mail zengzhi @ pmph.com

专家指导委员会

编写委员会

主　　编　吉训明

副 主 编　刘建民　王伊龙　吴川杰

编　　委　（以姓氏笔画为序）

马争飞　马红蕊　马青峰　王　媛　王伊龙　王拥军
方　琪　吉训明　华　扬　刘　鸣　刘建民　许予明
李　明　李　通　李　深　李　琦　李子孝　李传辉
李思颉　李康悦　李淑娟　杨　弋　时　飞　时忠华
吴　波　吴川杰　吴英锋　吴隆飞　宋存峰　宋海庆
陈文伙　陈会生　武　剑　罗　岗　赵　颖　赵　静
赵文博　赵雅楠　胡　波　钟星杰　侯宇婷　姜长春
洪月慧　耿晓坤　贾凌云　徐　运　徐安定　高宗恩
梁怡凡　彭　亚　彭　斌　彭小祥　董　强　韩建峰
温昌明　楼　敏　管阳太　缪中荣　魏　铭　魏艳霞

编写秘书　马红蕊　赵雅楠

审读专家　（以姓氏笔画为序）

邬惊雷　李焰生　杨鹏飞　张永巍　顾宇翔　傅　毅

党的二十大报告指出，把保障人民健康放在优先发展的战略位置，完善人民健康促进政策。习近平总书记强调，健康是幸福生活最重要的指标，健康是1，其他是后面的0，没有1，更多的0也没有意义。

普及健康知识，提高健康素养，是实践证明的通往健康的一条经济、有效路径。国家卫生健康委宣传司、人民卫生出版社策划出版“健康中国·你我同行”系列科普读物，初心于此。

系列科普读物的主题最大程度覆盖人们最为关心的健康话题。比如，涵盖从婴幼儿到耄耋老人的全人群全生命周期，从生活方式、心理健康、环境健康等角度综合考虑健康影响因素，既聚焦心脑血管疾病、癌症、慢性呼吸系统疾病、糖尿病、传染病等危害大、流行广的疾病，也兼顾罕见病人群福祉等。

系列科普读物的编者是来自各个领域的权威专家。他们基于多年的实践和科研经验，精心策划、选取了广大群众最应该知道的、最想知道的、容易误解的健康知识和最应掌握的基本健康技能，编撰成册，兼顾和保证了图书的权威性、科学性、知识性和实用性。

系列科普读物的策划也见多处巧思。比如，在每册书的具体表现形式上进行了创新和突破，设置了“案例”“小课堂”“知识扩展”“误区解读”“小故事”“健康知识小擂台”等模块，既便于查阅，也增加了读者的代入感和阅读的趣味性及互动性。除了图文，还辅以视频生动展示。每一章后附二维码，读者可以扫描获取自测题和答案解析，检验自己健康知识的掌握程度。此外，系列科普读物作为国家健康科普资源库的重要内容，还可以供各级各类健康科普竞赛活动使用。

每个人是自己健康的第一责任人。我们希望，本系列科普读物能够帮助更多的人承担起这份责任，成为广大群众遇到健康问题时最信赖的工具书，成为万千家庭的健康实用宝典，也希望携手社会各界共同引领健康新风尚。

更多该系列科普读物还在陆续出版中。我们衷心感谢大力支持编写工作的各位专家！期待越来越多的卫生健康工作者加入健康科普事业中来。

“健康中国·你我同行”！

专家指导委员会

2023 年 2 月

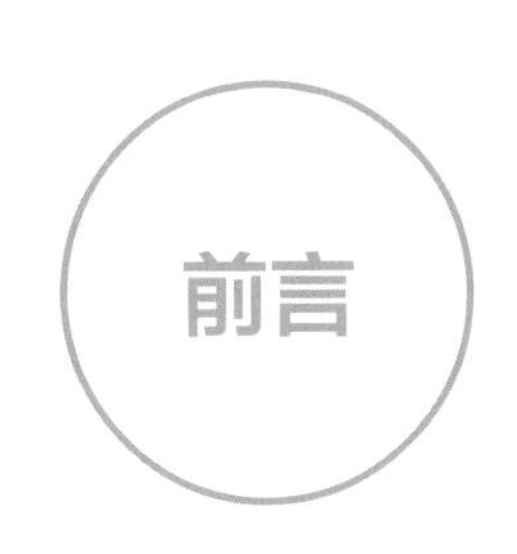

党和国家历来高度重视人民健康。中共中央、国务院印发的《“健康中国 2030”规划纲要》指出：要把健康摆在优先发展的战略地位，将促进健康的理念融入公共政策制定实施的全过程；坚持预防为主、防治结合；坚持公平公正，逐步缩小城乡、地区、人群间基本健康服务和健康水平的差异。而医学科普作为连接专业医学知识和公众健康需求的桥梁，对于实现上述目标至关重要。

目前，脑卒中是一个全球性的公共卫生问题。全球疾病负担研究 2021 年数据显示，全球人口增长模式在发生重大变化，低生育率与人口老龄化并存，同时，神经系统疾病已超过心血管疾病成为全球疾病负担的首要原因，脑卒中为最主要的疾病。世界卒中组织 2022 年的数据显示，脑卒中是全球第二大死亡原因，同时也是第三大导致残疾合并死亡的原因。不仅如此，于我国而言，成人脑卒中的终身患病风险高达 39.3%，居世界首位。

因此，普及脑卒中的科学知识，提高公众对脑卒中的认知，坚持预防为主、防治结合的原则，对于预防疾病、降低其发病率和死亡率都有至关重要的作用。

本书共分为八章，涵盖了从正常生理结构（认识你的大脑、人体的血管联盟）到疾病状态（不良习惯如何影响脑血管健康、常见脑血管病的预警症状、脑血管病的病种介绍），再到疾病防治（脑血管病该做的检查、治疗方法、预防康复）等方面的知识，对脑血管病由浅入深、循序渐进地进行讲解，方便大家理解脑血管病，增强对脑血管病早期症状的识别，确保在关键时刻能够及时就医，抓住救治的黄金时间。每个部分都以案例引入，通过小课堂、知识扩展、误区解读、小故事等形式，帮助读者拓宽视野，自测题部分则让读者能够检验学习成果。

在本书的编写过程中，我们坚持原创性和科学性，力求为大家提供最准确、最权威的信息。同时，也注重内容的可读性和实用性，将大众难懂的医学知识讲得通俗易懂，并配以 30 余张插图，力求让每一位读者都能理解、从中受益。我们力求做到尽善尽美，但由于视角及知识深度有限，难免有疏漏之处，恳请广大读者批评指正，我们将不断改进。

本书也得到了行业内许多专家、学者的大力支持和帮助，在此我谨代表创作团队表示衷心的感谢。最后，我还要对本书的读者表示最诚挚的感谢，感谢你们选择此书作为防治脑血管病的工具科普书，希望它能成为你健康生活的得力助手。未来 15 年，是推进健康中国建设的重要战略机遇期。医学科普将作为重要的一环，持续服务于“共建共享、全民健康”的战略主题。

吉训明

2024 年 12 月

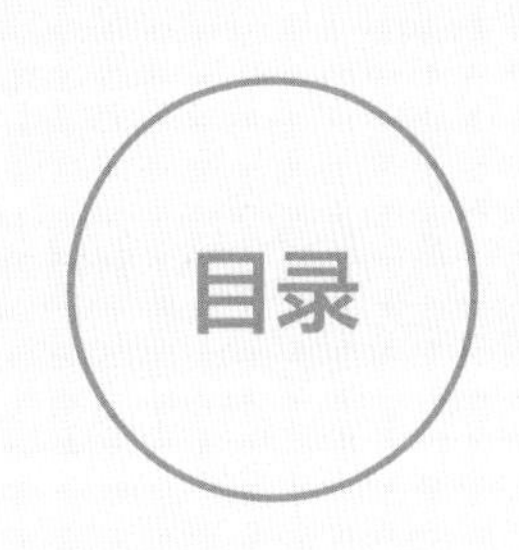

认识你的大脑

大脑地图：大脑的构造是怎样的 002

大脑是怎样发育的 006

大脑是如何运作的 009

什么是脑电波，它有什么意义 013

大脑的营养管路——动脉系统 016

大脑的营养管路——静脉系统 019

大脑营养：大脑喜欢“吃”什么 023

当大脑缺血缺氧时，会发生什么 027

健康知识小擂台 030

人体的血管联盟

什么是人体的循环系统 032

什么样的血管是“好血管” 035

血液有哪些成分 039

什么样的血液容易堵血管 041

“定期输液通血管”靠谱儿吗 044

健康知识小擂台 048

不良习惯如何影响脑血管健康

经常熬夜刷手机会得脑卒中吗 050

爱吃大鱼大肉会得脑血管病吗 052

爱吃甜食会得脑血管病吗 055

爱生气、血压高会不会得脑血管病 058

长期卧床容易得脑血管病吗 061

爱抽烟、喝酒会不会得脑血管病 064

健康知识小擂台 067

脑血管病的预警症状

如何快速识别脑卒中的发生 070

“时间就是大脑”，脑卒中救治的绿色通道 073

脑卒中来袭别慌，家庭急救秘籍大揭秘 075

黑矇、失语意味着什么 078

面瘫、偏盲意味着什么 081

下肢瘫痪、尿潴留意味着什么 084

手舞足蹈、眼肌麻痹意味着什么 088

眩晕、吞咽呛咳意味着什么 091

健康知识小擂台 095

常见脑血管病有哪些

什么是脑血管病 098

什么是脑梗死 101

什么是短暂性脑缺血发作 104

什么是蛛网膜下腔出血 107

什么是动脉粥样硬化性脑梗死 110

什么是腔隙性脑梗死 113

什么是脑淀粉样血管病 116
什么是脑出血 119
什么是急性和亚急性硬脑膜下血肿 121
什么是慢性硬脑膜下血肿 124
什么是脑动脉瘤 127
什么是血管性痴呆 130
什么是脑静脉窦血栓 133
什么是脑动静脉畸形 135
心脏疾病和脑血管病有关系吗 139
健康知识小擂台 143

脑血管病该怎样检查

怀疑自己有脑血管病，该做什么检查 146
为什么要做 CT、MRI 检查 149
什么是 CTA，跟 CT 是一回事儿吗 152
什么是 DSA 检查，有什么意义 154
为什么要做颈动脉超声和
经颅多普勒超声检查，有什么意义 157

什么是同位素检查，有什么意义 160

什么是脑电图检查，有什么意义 163

脑血管病患者为什么要做腰椎穿刺检查 166

脑血管病实验室检查都查什么 169

健康知识小擂台 173

脑血管病该如何治疗

脑卒中有哪些治疗方法 176

什么是溶栓治疗 179

什么是降压治疗 182

缺血性脑卒中后为何要降血脂治疗 185

血糖控制：药物与饮食双管齐下 188

缺血性脑卒中后如何进行抗血小板治疗 192

什么是抗凝治疗 195

什么是手术治疗 198

什么是脑卒中后的康复治疗 200

脑血管病预防与治疗新技术：缺血预适应 202

健康知识小擂台 206

脑血管病的预防与康复

如何通过生活方式管理预防脑血管病 208

脑血管病康复是一场“马拉松” 210

康复过程中日常应该关注哪些指标 213

嘴角歪斜、流口水该怎么办 216

吃饭喝水经常呛咳该怎么办 219

脑血管病患者如何自我穿衣 221

如何改造脑血管病患者的居家环境 224

脑血管病患者如何科学有效地运动康复 227

健康知识小擂台 234

认识你的大脑

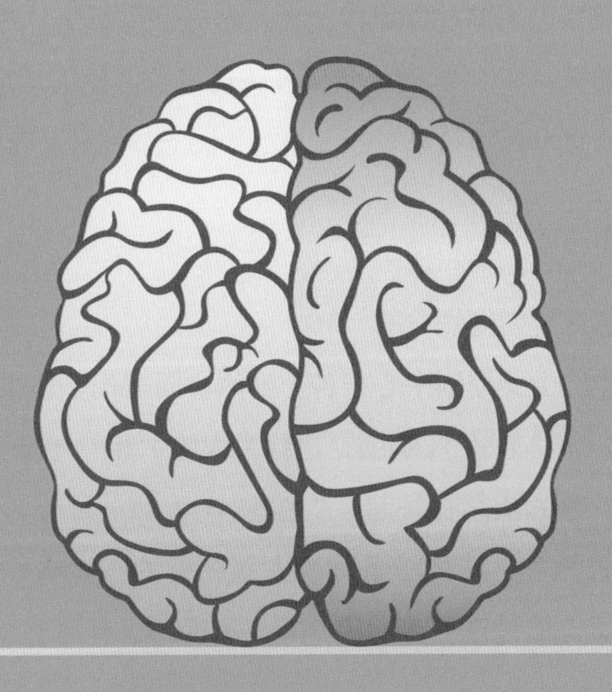

本章我们将深入了解大脑的构造与功能，了解身体的“指挥官”——大脑是如何正常运行的，为后面了解其疾病情况打下坚实基础。

大脑地图：大脑的构造是怎样的

神经科的王大夫到社区义诊，居民们纷纷前来咨询健康问题。秦大爷问：“大夫，我上个月得了脑梗死，听不懂别人说话，虽然现在好了，但总觉得自己变笨了，这是怎么回事儿？”王教授答：“我猜您当时大概率是大脑颞叶梗死了，除了说话，还可能影响了您的记忆，此外还要警惕癫痫发作。”秦大爷惊讶道：“您怎么知道我还有这些症状？”王大夫笑而不语。其实，大脑就像地球一样，也有地区划分，熟悉“大脑地图”的医生们，根据症状便可快速定位，根据“地区特征”就能推测出可能的情况。

小课堂

1. 脑的功能区是如何划分的

脑是人体的主要控制中心，各个脑区协同工作。如果用行星来表示，它的一个“主星”（端脑，也称为大脑）和“伴星”（间脑、小脑、脑干）紧紧依靠在一起。“主星”（大脑）可分为左右两个半球，大脑的两个半球被一条称为大脑纵裂的“大峡谷”深深分隔。大脑表面也如地球一般，有山脉（脑回）、有河谷（脑沟），这些褶皱使得大脑能够在相对较小的空间内容纳更多的神经元，提高了其处理能力。大脑根据主要的沟裂分为不同脑叶，根据位置命名为：额叶、顶叶、颞叶、枕叶、岛叶和边缘叶。这些脑叶在不同区域各司其职，在大脑的协调和执行功能中起着重要作用。

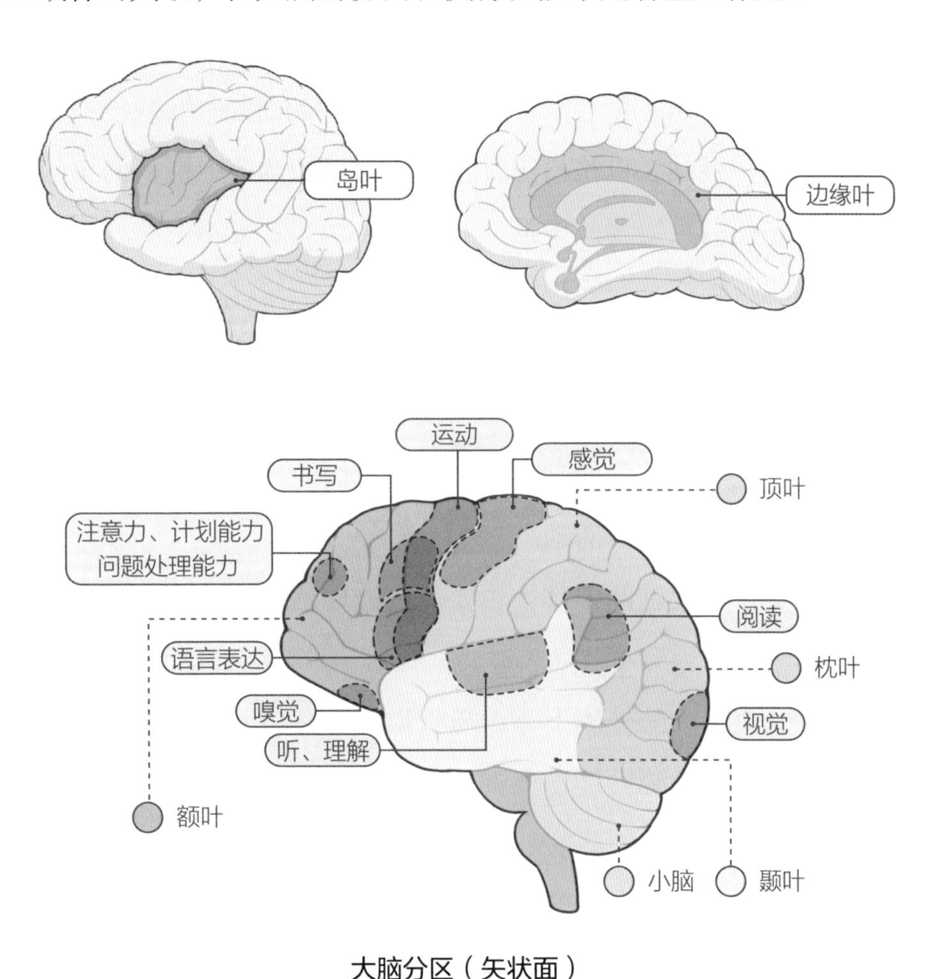

大脑分区（矢状面）

2. 脑都有哪些功能

脑是人体最重要的器官，其运算效率和结构复杂程度远远超过目前最强大的超级计算机。而“主星”（大脑）就是这个复杂系统的核心。除了控制我们的运动和感觉，大脑半球还具有许多高级功能。优势半球在语言、逻辑思维、分析综合和计算方面表现出色，多位于左侧，只有左撇子等少数人位于右侧；非优势半球多位于右侧，主要负责音乐、美术、空间感知、几何图形和人物面容识别，以及视觉记忆等方面。

“伴星”的功能也不容小觑。脑干是重要的生命维持中枢；间脑是感觉的中继站，也是自主神经和内分泌的调节中枢；而小脑则是运动和平衡的重要调节中枢。

3. 大脑的不同脑叶有何功能特点

如同七大洲有鲜明的文化地理特征，不同脑叶也有各自的功能特点。

额叶：位于大脑最前端，主要控制我们的自主运动、书写、说话和情感思维高级精神活动。

顶叶：位于大脑的中部，主要负责处理感觉信息，感知空间及协调动作等。

颞叶：位于大脑外侧下方，与听觉、语言和记忆相关。

枕叶：位于大脑后部，负责处理视觉信息。

岛叶：位于大脑外侧裂的深处，与内脏感觉和运动相关。

边缘叶：位于大脑内侧面，参与高级神经、精神和内脏活动。

知识扩展

大脑各区域之间是孤立的吗

脑的各个区域都拥有独特的功能与优势，但它们并非各自为政，而是通过无数纤维连接，构成一个相互依存、合作共赢的神经网络。两侧大脑半球之间有三座“跨海大桥”（连合纤维），分别为胼胝体、前连合和穹窿连合，协助左右半球之间的信息传递；联络纤维如同城市间的高速公路，快速沟通着同侧半球内的不同皮层区域；投射纤维好比贯穿各国的高速铁路，连接着大脑皮层和皮层下各中枢，使大脑能够迅速发布指令到身体的各个部分，确保不同区域的互通交融。而脑室系统则如同“海上丝绸之路”，通过脑脊液循环往返于各区域运输营养、代谢产物，调节维持着各地的均衡发展。正因为神经元之间彼此连接、交流合作，才从中涌现出智能。正因为各脑区之间开放协作、和谐共生，当某处受损，其他脑区强大的代偿能力才可促进神经功能的恢复，各美其美，美美与共。

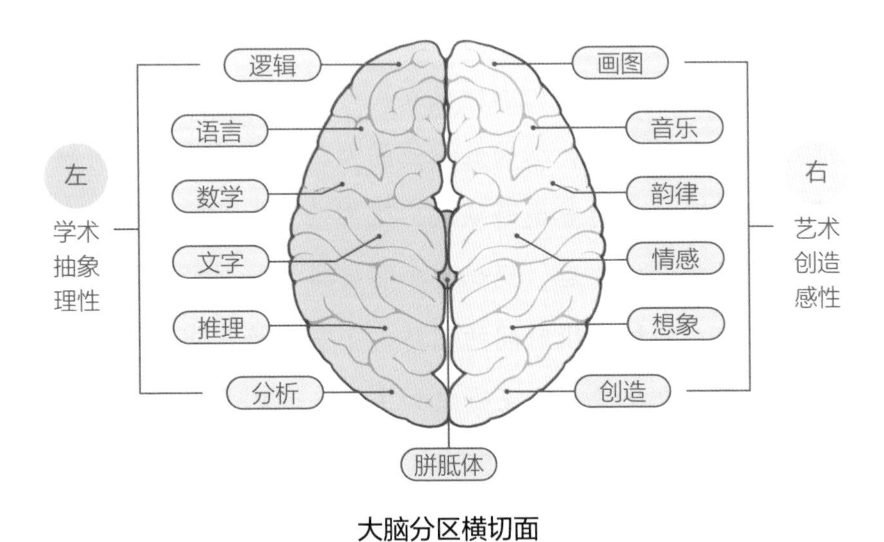

大脑分区横切面

铁棍穿脑：揭示大脑与人格的秘密

1848年9月13日，美国佛蒙特州的铁路工地发生了一起事故，工人菲尼亚斯·盖奇被铁棍贯穿头部，却奇迹般地活了下来。然而，事故严重损伤了他的前额叶，改变了他的行为和性格，使他变得冲动、易怒、无礼，且缺乏责任感，失去了以往的温和。这个案例让科学家们第一次清楚地认识到大脑不同区域与行为和人格之间的关系，也为大脑的可塑性提供了依据，为现代神经心理学和神经科学的发展奠定了基础。

大脑是怎样发育的

小明今年6岁，是一个活泼好动的小男孩儿。最近，妈妈发现他的学习行为出现了问题。他在做拼图和绘画的时候比同龄人要稍微笨拙一些，上课也爱走神儿，注意力不集中。妈妈带小明去医院检查，结果显示他的大脑某些区域发育有延迟。原来，小明出生时曾遭遇缺氧，这影响了大脑的正常发育。在听取了医生的建议后，妈妈为小明安排了针对动手能力和注意力的训练。经过一段时间的训练，小明重拾了对绘画和拼图的兴趣，老师也反映小明变得更加主动，注意力也更集中了。

小课堂

神经细胞生长、优化与衰退过程

在胎儿期，神经细胞增殖、神经回路建立的速度领先于其他组织器官。在出生时，婴儿的脑重已达成人脑重的25%。婴儿的大脑以惊人的速度生长，进程约为每天生长1%，然后速度逐渐减慢；到3

岁时，大脑体积已经有成年时的 80%；到 6 岁的时候，脑细胞的体积增长达到峰值。在这个发育过程中，脑细胞的体积不断增大，其树突和轴突变得更长，并建立了更多脑连接（突触）。一个 3 岁儿童的大脑比成年人的大脑多了 50% 的脑连接（突触），尽管它的大小只有成年人的 80%，但对于大脑来说这些连接是多余的，因为过多的脑连接（突触）会消耗能量和物质。而到了儿童期和青春期时，大脑的发育趋缓，更注重于优化和完善神经通路，即将无用的脑连接去除，使关键通路得到加强。在这个时期，大脑更复杂的功能开始发展，如认知功能、情绪调节功能、价值观的形成等。同时，这些功能易受到周围环境和经验的影响。此前的研究表明：白质（大脑内连接）的体积从母亲怀孕中期到儿童早期（6 周岁之前）迅速增加，并在 30 岁之前逐渐达到峰值，之后开始缓慢下降，50 岁开始加速下降。所以，“成年”对大脑而言并不是 18 岁，而是 30 岁。30 岁后大脑整体体积会逐渐减少，每 10 年会减少约 5%；重量也逐渐减轻。

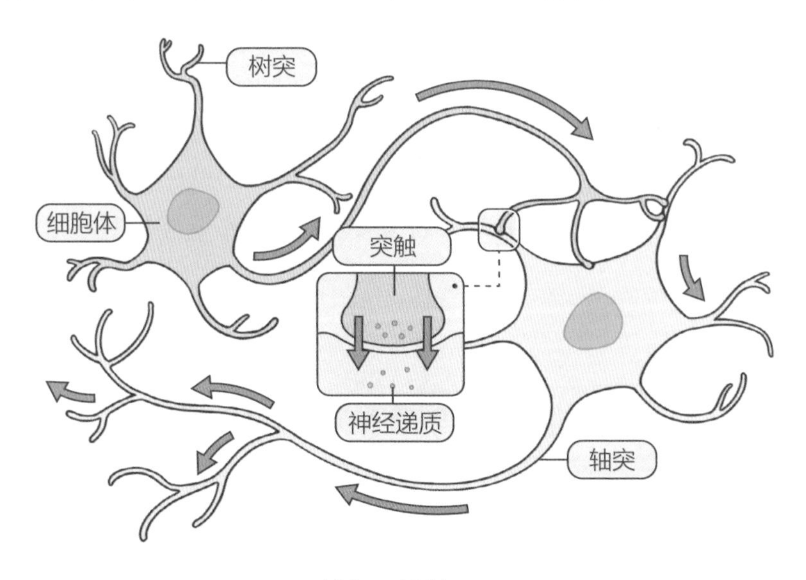

神经元连接

知识扩展

什么是神经可塑性

神经可塑性是脑神经元根据经验改变和适应的能力，具体表现为脑神经元能够重组或生成神经网络，以适应新的环境和学习需求。这可能包括由于大脑损伤而导致的功能改变，或者由于学习而导致的结构变化。如果神经元没有可塑性，那么大脑在生长发育过程中将无法对环境和经验做出适应性的反应。神经可塑性有以下特点。

（1）年龄和环境共同影响：神经可塑性随着年龄的变化而变化，处于生长发育时期的大脑更为敏感，但成熟的大脑也同样具有适应能力。遗传因素和环境交互作用，共同塑造大脑可塑性。

（2）持续性和广泛性：神经可塑性贯穿整个生命，不仅存在于神经元，也包括胶质细胞和血管细胞。它能够支持学习、经验和记忆形成，还可促进大脑受损后的功能恢复。

（3）局限性和区域特异性：大脑的可塑性虽然广泛，但并非无限。如果大脑的关键功能区域受损，则其他区域无法完全弥补受损功能。因此，可塑性在大脑修复中虽然发挥重要作用，但仍存在局限性。

小故事　大规模研究创建人类大脑发育图表

多年前，美国宾夕法尼亚大学神经学家雅各布·赛德利茨（Jakob Seidlitz）发现，儿科医生仅依靠身高体重图表就判断孩子发育正常，这令他感到震惊。作为神经学家，赛德利茨深知大脑是最重要的认知器官，应有更可靠的方法来监测大脑的发育变化。为此，赛德利茨领导团队开展了一项大规模研究，收集了 101 457 人的 123 894 次磁共振扫描数据，创建了迄今为止最全面的人类大脑发育图表。这些数据直观地展示了大脑在生命早期快速生长、后期逐渐萎缩的动态变化过程。该研究成果发表在 2022 年的 *Nature* 杂志上，为准确评估和理解大脑发育提供了科学依据。

大脑是如何运作的

一天，红红（化名）正看着窗外的大树发呆，院子里的小明正在玩球，突然“啪”的一声，红红发现小明的球打碎了隔壁老奶奶的花瓶。小明急得像热锅上的蚂蚁，马上跑到隔壁去道歉。老奶奶仔细听完小明的解释，最后原谅了他。红红看着高兴回来的小明，脑海中不断回想着刚刚的事情，“为什么我的注意力一下被吸引走了？”“为什么小明的情绪变化这么快？”“我们的大脑到底是如何运作的呢？”

小课堂

大脑如何处理内外信息并作出反应

要了解大脑的运作模式，就应该先搞明白神经细胞之间是怎样通过“对话”来传递信息的。一个基本的神经细胞具有一个细胞体（细胞的主体）、一个轴突（从细胞体中伸出的长而细的突起）和许多的树突（细胞体伸出的短而分叉的突起）。在神经元内部，信息主要通过电信号的方式进行传递。神经元间通过特殊的连接点——突触，以电信号和化学信号的方式进行通信。树突负责接受来自其他神经元的信号，而轴突则将信号传递到其他神经元。轴突的末端与其他神经元的树突或胞体形成突触，由此构成了通信的基础。

以小明为例，他所能看见和听见的周围的一切，通过视觉、听觉、触觉等感觉器官，将外界的物理或化学刺激转化为电信号。这些电信号通过外周神经输入大脑，大脑的感觉皮层区域会接收这些电信号，如“小明打碎花瓶的场景”。并在涉及感觉、运动、记忆、情感等多个功能区域的神经元网络中进行复杂的信息处理和整合。如“小明产生内疚的情绪”通过神经元间电信号和化学信号的传递，使大脑得以做出相应的判断和决策。“小明在内疚的情绪下决定找奶奶道歉”，最终大脑会通过运动神经元发出电信号，传递到效应器，如肌肉或腺体，从而执行相应的生理反应。这就是大脑运作的基本机制。

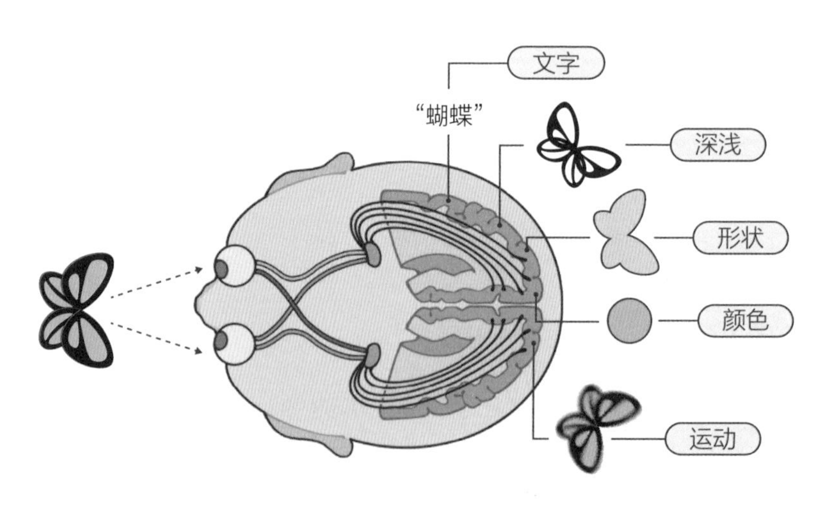

视觉信号输入

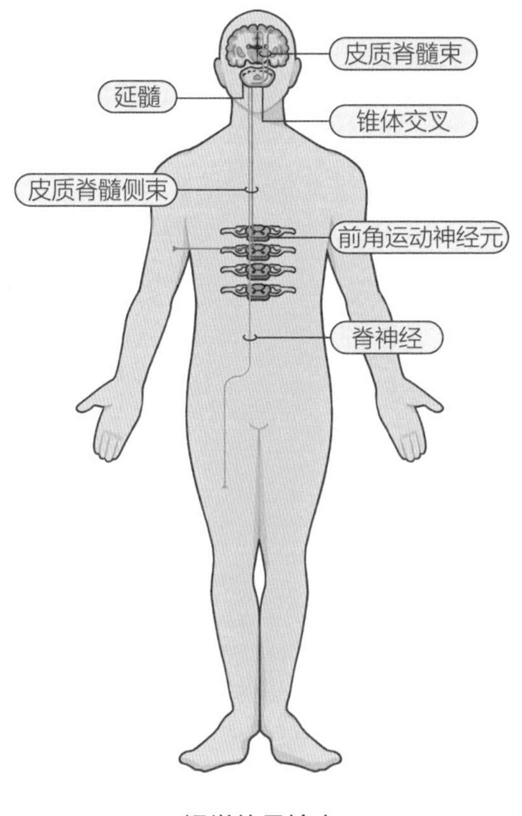

视觉信号输出

知识扩展

记忆是如何产生的

记忆是大脑最重要的功能之一。根据记忆保持的时间长短，可以分为感觉记忆、短期记忆和长期记忆。记忆的储存和提取过程非常复杂，以长期记忆为例，大致可以概括为以下几个步骤。

（1）编码：当大脑接收到新信息时，相关神经元会产生电信号并释放化学信号。这些信号会被临时储存在短期记忆（工作记忆）中。

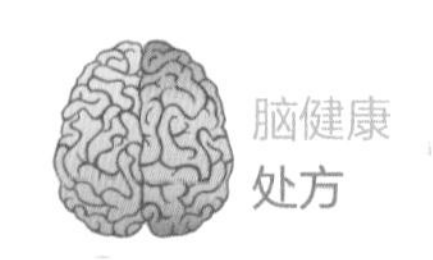

（2）存储：如果短期记忆中的信息得到巩固和加深处理，就会被转移到长期记忆中储存。长期记忆可分为语义记忆（事实知识）和情节记忆（个人经历）。记忆的存储依赖于突触连接的强化和神经元之间新联系的建立。

（3）提取：当需要调用记忆时，大脑会根据提示或线索激活相关的神经元网络。这些神经活动会重现当初编码记忆时的模式，使记忆得以重现。记忆的提取也依赖于记忆与其他认知功能（如知觉、思维）的协调整合。

（4）遗忘：记忆并非永久保存，会随时间自然衰退或受到干扰而遗忘。遗忘可能源于编码、存储或提取过程中的问题，也可能与大脑神经元的自然变化有关。

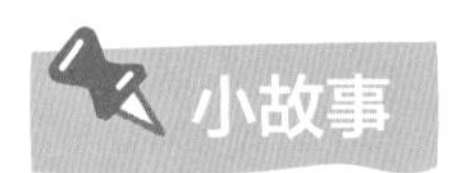

世界上最健忘的人——只有 20 秒的记忆

1957 年，心理学家米列纳报告了一名严重短期记忆障碍患者——H.M.（患者代号）的病例。H.M. 因为严重的癫痫，接受了颞叶（含双侧海马体）切除手术，此后便失去了形成新长期记忆的能力。对 H.M 来讲，时间并不是连贯的，只有稍纵即逝的意识点滴。米列纳对 H.M. 进行长期观察和测试，发现他的短期记忆正常，但长期记忆形成出现严重缺陷。通过分析 H.M. 的症状与大脑损伤，米列纳首次表明，海马体在将短期记忆转化为长期记忆中扮演着关键角色，为探究记忆形成的神经机制奠定基础。

什么是脑电波，它有什么意义

小张今年 14 岁，是一名初二的学生，在上体育课的时候突然惊叫一声后意识丧失倒在了地上，同时双眼上翻、口吐白沫、四肢抽搐、面色青紫、牙关紧闭，无论别人怎么呼喊都没有反应，这吓坏了一起上课的同学们。大约 2 分钟后，小张逐渐停止抖动并慢慢清醒过来，老师急忙将小张送去了医院。在经过一系列检查后，医生在小张的脑电图中观察到了异常的脑电波活动，结合症状来看，初步诊断小张是癫痫发作。

小课堂

1. 什么是脑电波

人类的大脑由数百亿个神经细胞组成，我们所有的行为、思想、情绪从根本上都是由神经元之间的交流产生的。一个神经元向另一个神经元传递信息时，两个细胞之间会产生电脉冲。当我们进行日常活动时，大量神经细胞协同工作，大脑中会同时产生数以亿计的电脉冲信号。这些波动的电活动能够通过放置在头皮上的传感器被检测到，我们称之为脑电波。脑电波只是大脑活动的伴随产物，能够提供关于大脑活动的相关信息，它不会在空气中传播，也不会因为无线电等的信号发生改变而被干扰。

2. 脑电波有什么意义

（1）反映大脑活动状态：每时每刻（包括睡觉时）大脑都在

产生脑电波，其会根据人类的行为和感受而变化，能够直接反映大脑活动的特征。根据频率的不同，脑电波可分为 4 个波段，分别与不同程度的大脑活动有关。它们分别是 α 波（健康人脑电波的基本节律，常在人安静、清醒时出现）、β 波（工作、学习等紧张状态时最常出现）、θ 波（处于深度放松状态时出现）、δ 波（进入深睡眠时出现）。

（2）大脑功能的诊断工具：健康的大脑中脑电波是稳定的，当脑电波失去平衡时，我们的情绪或健康就会出现问题。脑电波的异常变化可能是某些神经系统疾病和神经功能障碍的征兆，如癫痫、抑郁症、精神分裂症、阿尔茨海默病等，通过对脑电波的检测和分析，能够辅助诊断这些疾病，为患者提供更早、更好的治疗机会。同时，在麻醉监测领域，通过对患者脑电波的检测可以及时了解患者镇静和镇痛的状态。

知识扩展

1. 意念控制真的能实现吗

意念控制是可以实现的。脑电波的相关研究为未来的人机交互提供了新的可能。在过去几年里，脑机接口技术迅速发展并备受关注，将人或动物的大脑与外部设备进行直接连接，通过捕捉和分析脑电波信号，能够实现脑与设备的信息交换，进而实现人与计算机之间的直接交流和控制。目前，我国已将脑机接口技术成功应用于一位因车祸导致瘫痪的患者，实现了自主喝水等脑控功能。这种新型的人机交互方式将带来革命性的改变。

2. 做脑电图检查对身体有害吗，检查之前需要注意哪些事项

脑电图检查对身体无害。因为脑电图记录的电信号是一种生物电活动，没有射线和辐射，对于孕妇、儿童来说都是安全的，无须担心副作用。

检查前，应避免使用含油脂丰富的洗发产品，以及发胶等定型产品，以免影响电极的安装和记录；应按时进食，避免引发低血糖，从而影响检查结果；避免服用对神经系统有影响的药物，以免导致结果不准确；避免情绪紧张，保持心情稳定；根据相应检查要求调整睡眠时长，如睡眠监测前应少睡觉，以便检查时快速入睡。

误区解读

1. 脑电图异常就是得了癫痫

这种说法是错误的。脑电图检查只是诊断癫痫的一种辅助检查方法，大多数脑电图报告中“轻度异常”的结论一般是没有明确临床意义的，其检查结果还需要结合临床表现、病史等综合评判。在正常人群中，有一部分人的脑电图也可表现为异常，因此脑电图异常不一定就是得了癫痫。

2. 脑电图轻度放电等于癫痫不严重

上述说法是错误的。要判断癫痫的严重程度，需要结合患者的发作频率、发作持续时间和发作症状，同时再结合患者脑电图检查的结果综合评判，放电程度并不能反映癫痫的严重性。因此，将癫痫样放电情况与病情严重程度联系在一起是不对的。

大脑的营养管路——动脉系统

张大爷年轻时是国家级运动员，65岁仍老当益壮，跑个马拉松不在话下。然而某天，张大爷正在公园慢跑，突然右侧肢体无力摔倒了，说话困难，于是急忙赶到医院，被诊断为急性脑梗死。身体如此硬朗的人，怎么就突然偏瘫失语了？经过检查，原来是张大爷脑部血管左侧颈内动脉闭塞了。幸运的是，张大爷的病灶较小，治疗一周后基本恢复正常。医生告诉张大爷，幸亏他大脑的血管代偿较好，没有发生大面积脑梗死，这又是什么神奇的功能？

小课堂

1. 什么是大脑的动脉系统

大脑的动脉系统如同家里的自来水供水系统，源源不断地为大脑提供着氧气和营养。这个系统由两大部分构成，包括①颈内动脉系统（前循环）：为大脑半球前2/3和部分间脑提供血液；②椎-基底动脉系统（后循环）：供应大脑半球后1/3及部分间脑、脑干和小脑的血液灌注。不同动脉分支如同连接到不同房间的自来水管道，负责不同脑区的血供，当某支血管出现问题，会造成对应供血脑区的功能障碍。虽然后循环供应总量少，但包含着人类的生命中枢——脑干等重要结构，因此病情往往更加危重。

供血系统的主干管从心脏发出，途经颈部到达脑部，因此在进行“管道维护”时，不仅要检测脑部，心脏至颈部的血管检查同样重要。

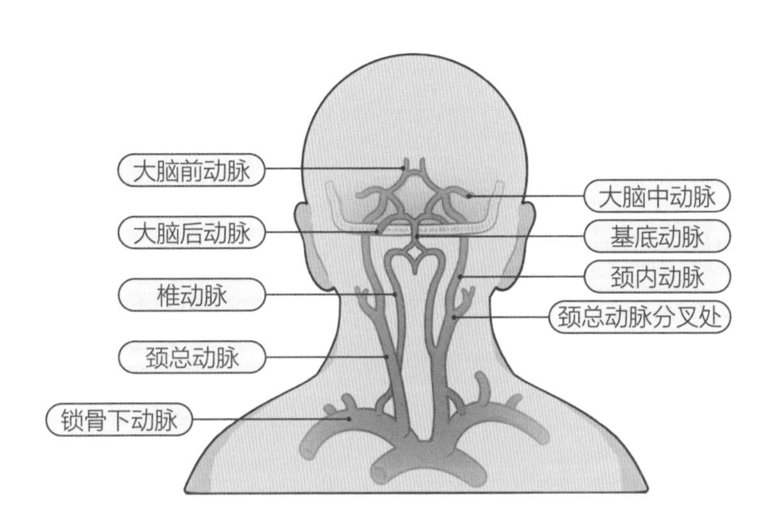

大脑动脉系统

2. 大脑动脉系统可能发生哪些疾病

当供血管道堵塞变窄时，血流减少会引起脑供血不足，容易造成脑组织缺血坏死，被称为“缺血性脑血管疾病”，如短暂性脑缺血发作、脑梗死等。

当供血管道破裂时，管内血液流出，会造成颅内空腔或脑实质内出血，被称为“出血性脑血管疾病”，如蛛网膜下腔出血、脑出血等。

还有一些少见的管路异常疾病，比如管道网分布走行异常（颅内血管畸形）、管壁膨出成大鼓包（动脉瘤）、管壁发炎（动脉炎）等。

知识扩展

1. 脑动脉有何特殊之处

（1）和人体其他部位的动脉不同，脑动脉管壁的中膜和外膜之间没有外弹力膜，因此脑动脉几乎没有搏动，这样可避免剧烈血管搏动对柔软脑组织的影响，但也因此脑动脉容易受到血压波动的影响，增加破裂出血的风险。

（2）脑动脉细长、弯曲度大、缺乏弹性，因此不易推动和排除随血液而来的栓子，易发生脑栓塞。

（3）脑动脉侧支循环丰富，特别是脑底部存在大脑动脉环（Willis 环），因此在一些血管供血障碍时，仍能保障大脑血供。

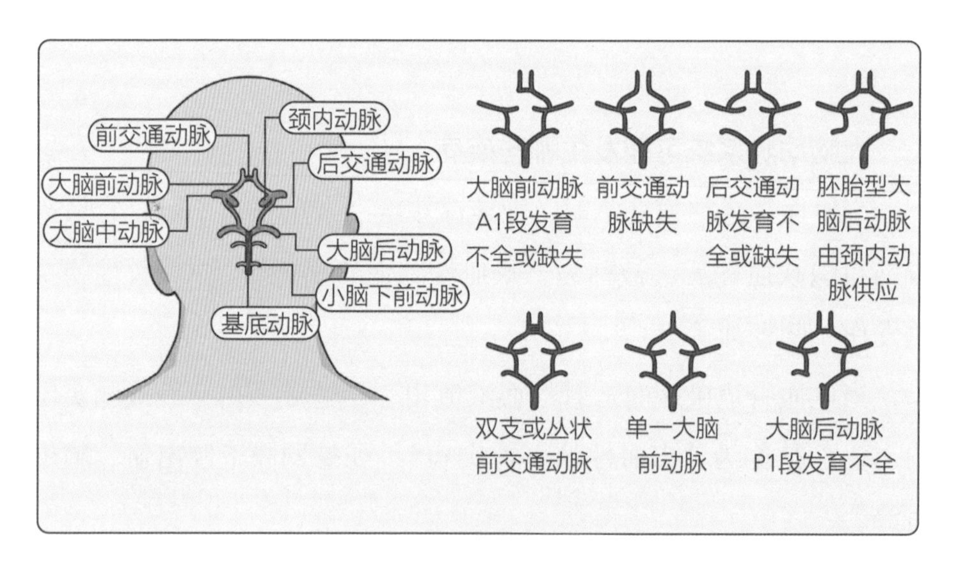

Willis 环正常解剖及其变异

2. 为什么说“时间就是大脑”

人的大脑代谢极其旺盛，仅占体重 2% 的重量，却需要全身供血量的20%，耗氧量、耗能量巨大。然而，脑细胞几乎没有能源储备，所需能量主要来自葡萄糖，因此脑组织非常依赖血液供应，一旦脑缺血5分钟以上，脑细胞就会发生不可逆性损伤。脑血管病往往发病急骤，治疗需要分秒必争！

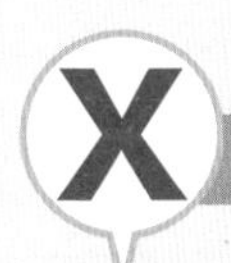

误区解读

脑动脉堵了一定会得脑梗死吗

不一定。大脑具有强大的侧支代偿能力。当某一脑动脉严重狭窄或闭塞时，血流可能通过其他血管（吻合支或新生血管）到达缺血区，使该部分脑组织获得代偿性血供。

脑的侧支循环可分为三级：一级侧支循环，Willis环是最重要、最主要的代偿途径，由大脑前后动脉、大脑前后交通动脉及颈内动脉组成，可使颈内动脉系统与椎-基底动脉系统相交通；二级侧支循环，包括眼动脉、软脑膜及其他相对较小的侧支与侧支吻合；三级侧支循环是新生血管，多在缺血后一段时间才形成。

大脑的营养管路——静脉系统

丽丽今年16岁，正是如花似玉的年纪，爱美的她像许多“痘战士”们一样，总觉得脸上的青春痘影响美丽，必须一“战”到底。一天，丽丽的鼻梁上又冒出一颗大红痘，她娴熟地挤掉了。几天后，丽丽开始剧烈头痛，右眼周围红肿疼痛，父母以为她是上学太累了，但休息几日后，丽丽突然高热达39℃，一到医院便住进了重症监护室。医生说，丽丽得了海绵窦血栓性静脉炎，危及性命。小小的面部痘痘是如何造成大脑生病的？同样是感染，为何颅内比外周其他脏器感染更加来势汹汹？

小课堂

1. 什么是大脑的静脉系统

大脑的静脉系统如同家里的“污水收集系统”，当动脉血完成了营养物质的交换，便会变成“废水”（静脉血）从“污水管道”（静脉系统）中排出，回到心脏。静脉系统负责清除大脑中的代谢废物，调节“水压”（颅内压），维护大脑的免疫安全。

该系统分为两大部分：静脉血管和静脉窦。静脉血管如同“下水管道”，负责收集各个房间的污水。其中，大脑浅静脉——分为大脑上静脉、大脑中静脉（大脑中浅静脉和大脑中深静脉）及大脑下静脉——收集大脑半球背外侧面及部分内侧面和底面的静脉血，大脑深静脉——包括大脑内静脉和大脑大静脉——主要收集大脑半球深部结构、脑室脉络丛和间脑的静脉血。不同部位的静脉血管汇聚到几个大的“污水池”（静脉窦，主要包括上矢状窦、下矢状窦、直窦、横窦、乙状窦和海绵窦），之后通过颈内静脉最终回到“污水处理厂”（心脏）。

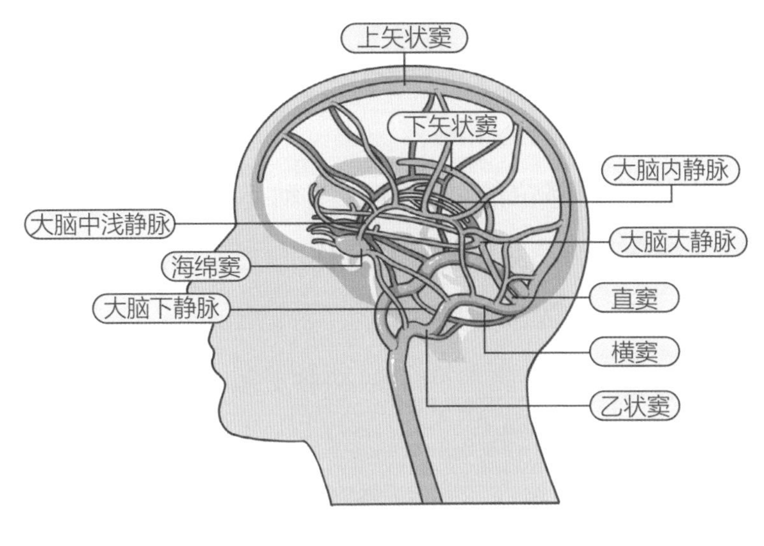

大脑静脉系统

2. 大脑静脉系统可能发生哪些疾病

大脑静脉系统相关疾病的发生率较低，主要为管道堵塞变窄（脑静脉血栓形成、脑静脉窦血栓形成或脑静脉窦狭窄等），管道网异常（静脉性血管畸形或静脉与动脉交通处的血管畸形等）。丽丽就是因为感染导致脑静脉窦血栓形成，从而使得静脉血液回流受阻的。

由于大脑静脉的特点，相关疾病的临床表现异质性强，不易被发现，但这些疾病也有一些共同特点，如头痛、癫痫、颅内压增高等。

知识扩展

1. 脑静脉有何特殊之处

（1）脑静脉没有静脉瓣，因此无法保证血液单向流动，颅外及椎管内外静脉均可逆流，身体其他部位的感染可蔓延至颅内，这也是为什么“危险三角区”（指面部由两侧口角到鼻根部形成的一个倒置三角区域）的痘痘不能随意挤，挤痘痘容易导致面部的感染通过这些静脉逆行扩散至颅内。

（2）人体其他部位的静脉往往与动脉伴行，就像双向单车道。但脑的静脉不与动脉伴行，其名称也多与动脉的不一致，数目及位置也不太恒定，先天变异性较高，在颅内形成丰富的静脉网，以保障静脉的回流。因此不同于脑动脉疾病有比较明确的定位特征，脑静脉疾病常有不同的临床表现。

（3）脑静脉与颈静脉之间有静脉窦形成，是颅内静脉系统所特有的结构，这也是脑静脉系统疾病复杂多变的原因之一。

（4）脑静脉管壁缺少肌层和弹力组织，管壁较薄，管腔较大，因而缺乏弹性，容易出现血液逆流和血流淤滞。

2. 头痛是病，您还在硬扛吗

脑静脉系统疾病常常不是突然产生严重的症状，而是逐渐加重。最常见的症状是持续性头痛，止痛药难以缓解，可伴有耳鸣（无听力下降）、眼部不适，如眼底水肿导致视物模糊，静脉回流不畅导致眼胀眼涩。因此，头痛是病，可不要硬扛。但由于头痛的病因多样，脑静脉病变只占其中的小部分，因此，若头痛，请找正规医院神经科医生诊治，先查清楚类型，再针对性治疗。

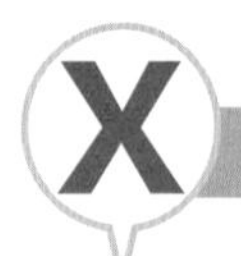

误区解读

输液用的药物能轻松进入大脑

生病时，静脉给药常常是快速有效的方法，但大脑生病时，为何许多静脉药物就不管用了呢？这是因为，大脑有着最严格的“守卫者”——血脑屏障。

毛细血管是连接动静脉之间的微细血管，在这里血液与周围组织细胞进行物质交换。大脑作为“人体司令部”，脑内的毛细血管与其他部位不同，存在血脑屏障，严密把控从血液向脑组织的物质转运。血脑屏障避免了有毒有害的物质进入大脑，但同时也阻碍了许多药物的进入。如何将药物递送到大脑是神经系统疾病治疗中的主要技术障碍之一。

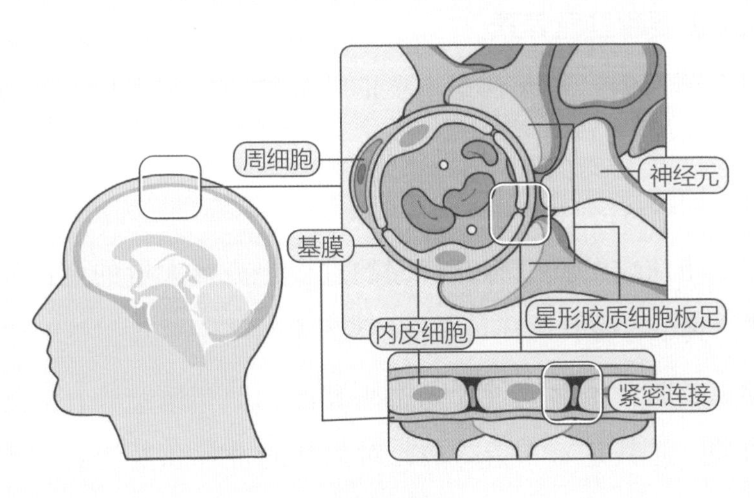

血脑屏障

大脑营养：大脑喜欢“吃”什么

张女士的儿子是一位高考备考生，自从他进入高三以来，张女士一直尝试各种办法从饮食上为儿子补充体力和脑力。听说多吃鱼和核桃补脑，张女士就变着花样给儿子做营养餐。随着考期的临近，张女士听说儿子班上有的同学几个月前就开始服用一些补脑保健品，她也动了心。张女士来到药店，发现很多保健品上写着“补脑”“提高记忆力”“提高智力”“缓解疲劳”等功能，这些药物种类繁多，张女士一时犯了难，不知该如何选择。这些“补脑”保健品真的能补脑吗？我们的大脑究竟喜欢“吃”什么呢？

小课堂

1. 大脑需要哪些营养素

（1）葡萄糖：是大脑最重要的营养物质，碳水化合物可提供充足的葡萄糖，维持正常血糖水平，为大脑提供充足的能量，来保持大脑正常运行。

（2）蛋白质：脑细胞在代谢的过程中需要大量的蛋白质来补充更新，其中谷胱甘肽还可发挥抗氧化作用。

（3）脂肪：是形成神经细胞膜和髓鞘的物质基础，其中不饱和脂肪酸，尤其是 ω-3 脂肪酸，对大脑的发育和功能有着重要作用；磷脂群（包含脑磷脂、磷脂酰肌醇、磷脂酰丝氨酸、神经鞘磷脂、卵磷脂）是神经元生长的必需物质之一，对促进大脑发育、增进智力有重要作用。

除此之外，维生素如维生素 A、B 族维生素、维生素 C、维生素 D、维生素 E 等，对维持视力、氨基酸代谢、神经系统功能有非常重要的作用；锌、铁、铜和碘等微量元素，对学习能力、中枢神经系统的兴奋性等有重要作用。

2. 大脑营养不足会有哪些表现

（1）注意力不集中：可能会经常分心、容易走神，无法持续专注于一个任务或活动。

（2）记忆力减退：可能会发现自己记忆力减退，难以记住新的信息或者回忆起过去的事情。

（3）思维迟缓：可能会感到思维不敏捷，思考问题的速度变慢，难以做出快速的决策。

（4）情绪波动：可能会经历情绪起伏大、易怒、焦虑或抑郁等情绪问题。

（5）智力下降：可能会感到思维能力和认知能力受到影响，表现出较低的智力水平。

3. 能不能吃增强记忆力的营养品

DHA（二十二碳六烯酸）、磷脂酰丝氨酸、氨基酸、卵磷脂、胆碱等营养品可能有一定的增强记忆力、提升注意力等作用，少数营养失衡或脑发育不良的孩子可以在医生的指导下选用经过临床研究证实可明确提升记忆力、注意力的保健品，而健康人并不需要额外补充这些营养品。

知识扩展

1. 哪些食物可以增强记忆力

蛋白质、脂肪、钙、镁、胆碱和维生素等物质是维持大脑正常运行不可或缺的，起着比较重要的作用。适当补充含有上述物质的食物有助于大脑的健康发育，以及记忆力的提升。最经典的有鸡蛋、牛奶、花生、玉米、鱼类、小米、黄花菜、海带、辣椒、菠菜、橘子、菠萝、坚果等。这些都需要适量食用，饮食讲究营养均衡，万不可偏食，可以根据自身目前大脑应用情况理智选择食物，养成良好的饮食习惯。

2. 记忆衰退能否进行预防

科学家对中国近3万名老年人的14个痴呆危险因素进行预防研究，结果发现，10年下来如果以下危险因素控制得好，就会有明显的防痴呆作用。这些可控的危险因素包括：不健康饮食、缺乏锻炼、认知活动少、缺少社交、高血压、糖尿病、高血脂、脑血管疾病、超重/肥胖、低教育程度、吸烟、饮酒和抑郁。

误区解读

以形补形，核桃、猪脑最为补脑

此说法错误。核桃中确实含有一定量对大脑有益的成分，如ω-3脂肪酸，对于大脑有一定的保健作用，但并不会改变智商，同时核桃中的油脂含量比较丰富，含有比较多的脂肪，摄入过多会导致肥胖；猪脑主要由脂肪组成，其中维生素、矿物质的含量微乎其微，而且还含有较高的胆固醇，多吃这类食物，对于健康反而是一种负担。

当大脑缺血缺氧时，会发生什么

去西藏旅游一直是王大爷的梦想，今年退休后，他买了去拉萨的机票，踏上了进藏旅途。下飞机后，王大爷很快出现头痛、头晕的症状，在酒店休息后症状仍不能缓解，还出现了呕吐、气短、呼吸急促的症状。王大爷不敢耽搁，立即到当地医院就诊，经过积极氧疗后症状得到改善。王大爷为何会出现头痛、头晕的症状？当缺氧时，我们的大脑会发生什么变化？

小课堂

1. 脑组织是如何获得血液和氧气的

（1）脑的血液供应主要包括椎 - 基底动脉系统和颈内动脉系统。椎 - 基底动脉系统供应大脑 1/3 的血液，支配的血管包括大脑后动脉、后交通动脉等。颈内动脉系统供应大脑 2/3 的血液，支配的血管主要包括大脑前动脉、前交通动脉、大脑中动脉等。

（2）大脑所需的氧是由血液循环携带和输送的，由心脏泵出新鲜的血液，然后再由脑的供血动脉源源不断地输送给脑组织。心脏、脑供血动脉和血液本身出现问题都会导致大脑缺氧。

2. 大脑缺血缺氧时，脑组织会发生什么变化

脑组织对缺血缺氧非常敏感，阻断血流 30 秒，脑代谢即发生改变，1 分钟后神经元功能活动停止，脑动脉闭塞导致缺血超过 5 分钟可发生脑梗死。缺血缺氧早期，脑组织变化不明显，可出现脑

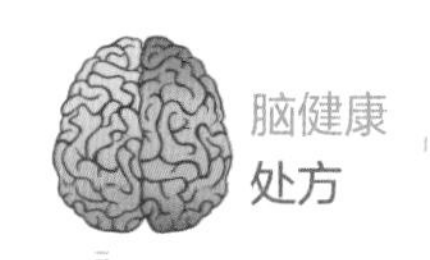

细胞肿胀，若缺血缺氧得到改善，这些变化可逐渐恢复；随着缺血缺氧时间的延长，脑细胞转变为无氧代谢，产生大量乳酸，供能减少，可出现酸中毒；同时，兴奋性氨基酸毒性作用、细胞内钙离子超载、氧自由基产生和大量炎症因子释放，导致脑细胞发生凋亡或坏死，从而产生不可逆的损伤。

3. 大脑缺血缺氧时，身体会出现哪些不适

（1）头痛：头痛可能会突然发生或逐渐加重，可能会伴随恶心和呕吐。

（2）意识障碍：包括意识不清、烦躁，甚至昏迷等。轻度脑缺氧缺血时可能会感到头晕，甚至晕倒。

（3）肢体运动和感觉障碍：脑缺氧缺血可能会导致短暂性脑缺血发作或急性脑梗死，出现肢体运动和感觉障碍，如肢体无力、感觉异常、运动失调等。

除上述不适外，脑缺氧缺血还会出现言语障碍、眩晕和平衡障碍、呼吸困难、心悸和胸闷等症状。

知识扩展

1. 脑缺血缺氧有哪些原因

心脏、脑供血动脉和血液本身出现问题都会导致大脑缺氧。心脏疾病，如先天性心脏病、冠心病、心律失常等，均可引起心脏泵血功能异常，影响脑血液循环，导致脑缺血缺氧。脑血管疾病，如动脉硬化、动脉炎、脑血管发育异常、血管损伤等都可以阻碍脑血液循环，导致脑缺血缺氧。血液疾病和血流动力学改变，如白血

病、贫血等也会导致脑缺血缺氧。内分泌疾病、肿瘤、药物中毒、过敏等情况也可影响脑供血供氧。除疾病外，高原、高空、坑道等环境也会引起脑缺血缺氧。

2. 脑发生缺血缺氧时应如何处理

（1）药物治疗：一般可以使用扩张血管、抗血小板聚集、营养脑细胞、改善微循环的药物。

（2）解除脑缺血缺氧的原发病因十分重要，如出现急性脑梗死时，应在4.5小时内尽快溶栓或采用其他血管再通方法恢复血供。

（3）氧疗：可通过面罩给氧、鼻导管吸氧、高压氧等氧疗的方式缓解。

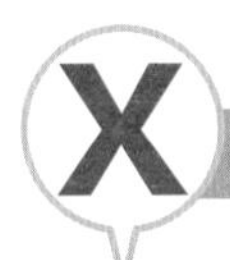

误区解读

脑缺血缺氧是小毛病，吸一下氧就可以了

此说法错误。脑缺血缺氧病因非常复杂，心脏、脑血管和血液疾病等都可影响脑供血供氧，同时高原、高空、坑道等环境也会引起脑缺血缺氧。有的疾病吸氧后可以缓解，但有的疾病需尽快解除病因，否则可引起严重后果，如脑梗死可引起瘫痪、昏迷等。因此，需尽早去医院治疗，避免产生严重不良后果。

答案：1. B；2. D；3. ×

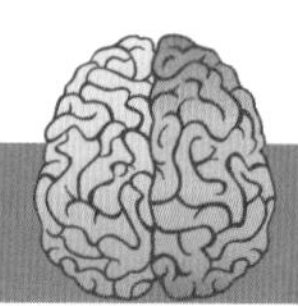

健康知识小擂台

单选题：

1. 以下哪一根血管主要是给脑供血供氧的（　）

   A. 主动脉　　B. 大脑中动脉

   C. 冠状动脉　　D. 肾动脉

2. 以下哪一个器官对缺血缺氧的耐受性最差（　）

   A. 心脏　　B. 肝脏

   C. 胃　　D. 大脑

判断题：

3. 心脏本身的疾病与大脑无关，不会引起大脑的缺血缺氧。（　）

认识你的大脑
自测题
（答案见上页）

人体的
血管联盟

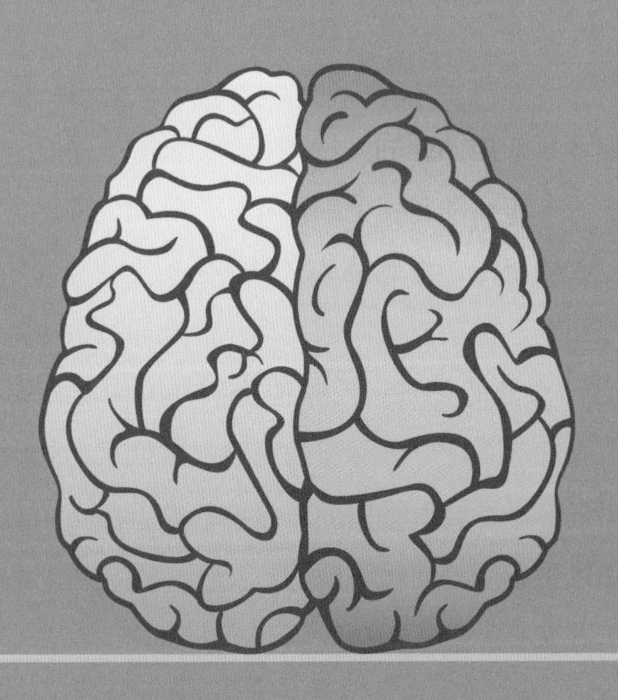

人体的血管构成了一个错综复杂的“联盟”，它们是生命能量物质的运输通道，维系着每一个细胞的活力与健康。本章我们将走近人体循环系统，走近大脑血液循环，了解脑血管和全身的关系。

什么是人体的循环系统

王大爷因为头晕去医院看病，医生通过一系列检查最终诊断为：脑供血不足、冠状动脉狭窄。人体的血液循环究竟是什么样的？大脑的血液从何而来，又流向何处？有哪些物质参与了循环？拿着手里的检查报告，王大爷的脑子里多了一连串的“问号”。

小课堂

1. 人体的血液是如何循环的

人体的血液分布在动脉、毛细血管、静脉组成的巨大血管网络中。心脏通过收缩挤压，将血液从左心室泵入主动脉，随着主动脉血管壁的弹性回缩，推动血液向前流动。血液通过由粗到细的动脉流入毛细血管。血液的含氧量及其他物质在毛细血管中发生了改变，进一步流入静脉系统。静脉血的压力显著低于动脉血，在血容量不足的情况下容易造成血管塌陷、血栓形成、梗死的发生。

2. 大脑的血供是由哪些血管完成的

人体的血液从心脏泵入主动脉到达全身器官，而整个大脑的血

液主要是由椎 - 基底动脉系统和颈内动脉系统提供的。颈内动脉系统供应着大脑 2/3 区域的血液，而椎 - 基底动脉系统则供应着另外 1/3 区域的血液。颈动脉位于脖子前方气管两侧，手指按压能触及动脉血管的搏动；而椎动脉位于脖子后方两侧肌肉内，向上进入颈椎。有时大家可能会因为颈部不适去推拿按摩，为了保护这四根重要血管，我们建议按摩颈部需要用专业的手法和力度。颈动脉和椎动脉都可能出现斑块，严重的可引起血管重度狭窄或者闭塞，引起头晕、头痛、记忆力减退、脑梗死等并发症。

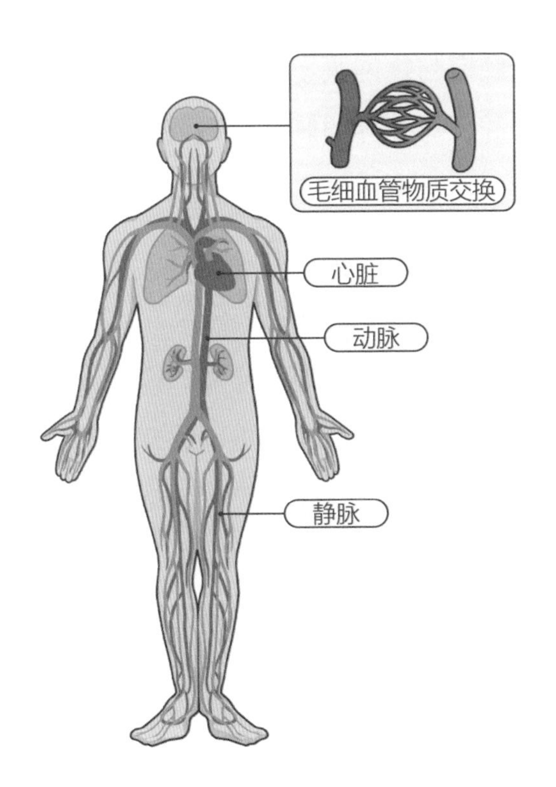

人体循环系统

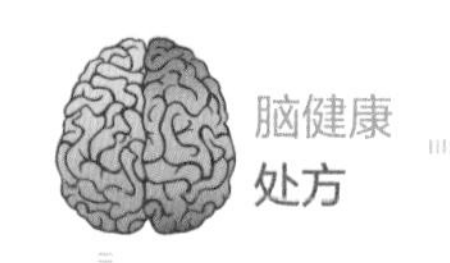

知识扩展

1. 我们的大脑究竟有多少血

大脑仅占体重的 2%，而大脑的血液供应量和耗氧量均占到全身的 20%。大脑有着非常丰富的血供，每分钟有 750～900 毫升的血液穿梭于颅内大小血管中。神经细胞对缺血缺氧非常敏感，脑血流停止 5～10 秒就有可能导致昏迷，停止 5 分钟以上将引起不可逆的脑组织损伤，造成严重的神经功能障碍。

2. 大脑的另一种液体——脑脊液

除了动脉血和静脉血，大脑中还有另外一种液体——脑脊液。脑脊液是存在于脑室与蛛网膜下腔的一种无色透明的液体，包绕着整个脑组织及脊髓，对外界的刺激和碰撞起到缓冲作用，同时能够清除大脑的代谢产物及炎性渗出物。

3. 什么情况下我们要检查脑脊液

通过检查脑脊液我们能获得很多信息，脑脊液压力可反映颅内压力。对于患者出现不明原因的高热、头痛、恶心呕吐、意识改变，怀疑颅内感染时，脑脊液检查可确诊并了解颅内感染的程度。当患者出现剧烈头痛，怀疑蛛网膜下腔出血时，脑脊液的颜色变化可确诊是否出血。一些神经系统疾病、恶性肿瘤、代谢性疾病都可以通过脑脊液细胞学和微生物学检查来做诊断并指导后续的治疗。

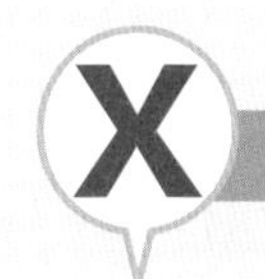

误区解读

1. 住院期间要抽很多血，会影响我们的身体健康

人体血容量占自身体重的7%～8%，对于一个成年人而言血容量一般在3 500～4 000毫升。常规采血采集的血液量在3.5～5毫升/管，不会对身体产生不良影响。但是如果抽血频繁或自身有血液相关疾病，容易导致贫血，出现心慌、乏力等症状，需要在抽血前提前告知。

2. 可以通过某种方式“清洗”血管

目前，仍然没有科学的证据证实有任何食物、药物或者治疗方法可以有效“清洗”血管或彻底清除动脉中的斑块。预防和治疗血管疾病的有效方法，包括健康饮食、锻炼、控制血液中的胆固醇水平、戒烟和在医生指导下进行相关的药物治疗。

3. 所有血管疾病都有明显的预警症状

并不是所有的血管疾病都有明显的预警症状。健康的生活方式、定期体检和了解个人健康风险是非常重要的，能够有效避免心脑血管疾病的发生。

什么样的血管是“好血管”

55岁的张先生因突发脑梗死被紧急送往医院。经检查发现，他的脑血管内壁存在大量脂质沉积，导致血管狭窄、血液流通受阻。住院检查后，医生发现张先生全身的血管都不太好，下肢有静脉曲张。一问才知道，张先生有冠心病病史，平时饮食油腻、缺乏运动，患有高血压、糖尿病，且未进行有效控制。那么，究竟怎样才能获得血管健康呢？什么样的血管才是“好血管”呢？

小课堂

1. 人体都有哪些血管

血管是人体循环系统的重要组成部分，负责将血液输送到全身各个部位，同时将代谢废物和二氧化碳带回心脏和肺部进行处理，遍布全身。根据形态，主要分为以下三类。

（1）动脉（arteries）：弹性大。

1）内膜：由内皮细胞层组成，这些细胞排列紧密，形成光滑的表面，以减少血液流动时的阻力。

2）中膜：含有平滑肌和弹性纤维，弹性纤维使动脉能够扩张和收缩，而平滑肌则可以调节血管的直径。

3）外膜：由结缔组织构成，提供额外的支持和保护。

（2）静脉（veins）：弹性不及动脉，且有静脉瓣防反流。

1）内膜：同样由内皮细胞层组成，但通常比动脉的内膜要薄。

2）中膜：含有较少的平滑肌和弹性纤维，静脉壁比动脉壁更薄，且静脉的弹性不如动脉。

3）外膜：由结缔组织构成，与动脉相似，但通常更薄、更具有弹性。

4）静脉瓣：大部分静脉中特有的结构，它们是防止血液回流的瓣膜，确保血液单向流动，但脑静脉没有静脉瓣。

（3）毛细血管（capillaries）：物质交换。

结构简单：毛细血管的壁非常薄，通常只由一层内皮细胞组成，这使得氧气和营养物质能够从血液中迅速扩散到周围组织，同时允许代谢废物和二氧化碳进入血液。毛细血管遍布全身，连接最小的动脉（动脉末梢）和静脉（静脉末梢），是血液与组织进行物质交换的主要场所。

2. “好血管”都有哪些特点

“好血管”通常指的是具有良好弹性、血流通畅、无明显狭窄或阻塞的血管。这样的血管能够有效地为身体各部位输送氧气和营养物质，同时带走代谢废物。具体来说包括以下几点。

（1）弹性良好：血管壁具有足够的弹性，能够适应血流的变化。

（2）内壁光滑：血管内壁没有斑块或血栓，血流不受阻碍。

（3）血压正常：血管能够承受正常的血压，没有异常扩张或收缩。

（4）少有炎症反应：血管壁少有炎症迹象，减少动脉粥样硬化的发生风险。

3. 怎样保持血管健康

简单来说就是保持健康的生活方式，积极控制基础病。

（1）定期体检：及时发现并治疗可能影响血管健康的问题，控制好可能影响血管健康的慢性病，比如高血压、糖尿病、高脂血症等。

（2）均衡饮食：多吃蔬菜水果，减少高脂肪、高糖食物的

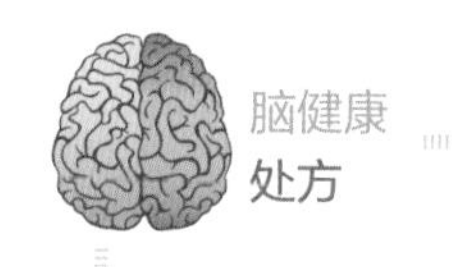

摄入。

（3）适量运动：定期进行有氧运动，如快走、游泳或骑自行车，避免久坐、久站等不利于血管健康的行为。

（4）控制体重：避免肥胖，减轻血管负担。

（5）戒烟限酒：烟草和过量饮酒都会损害血管健康。

知识扩展

血管除了是“管道”，还有哪些功能

血管除了能输送血液，还有一定的分泌功能。血管内皮是血管内壁的一层细胞，它们构成了血管的内膜，血管内皮可以分泌多种活性物质，比如合成和释放抗凝血物质、血管活性物质（如一氧化氮）、免疫调节物质（表达黏附分子）等。

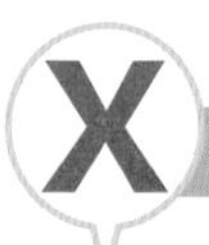

误区解读

年轻人不需要担心血管健康，只有老年人才需要

错误。通常来说，年轻人的血管条件会优于一些老年人，但是血管健康问题却不是只有老年人需要考虑的。血管的健康状况受到多种因素的影响，包括遗传、饮食习惯、运动习惯、是否抽烟喝酒、年龄等。年轻人如果长期保持不良的生活习惯，比如吸烟、饮酒、高脂高糖饮食、缺乏运动等，同样会对血管造成损害，增加患心脑血管疾病的风险。

血液有哪些成分

某个星期六下午，王跃（化名）和伙伴们在踢足球。在传球的过程中他不小心摔倒了，膝盖上划破一道口子，血流了出来。小伙伴们赶忙将他送去诊所，就在他们慌慌张张地来到医生面前时，发现王跃膝盖上的血已经凝固了。

小课堂

1. 血液由哪些成分组成

血液，这种在我们身体中持续流动的红色液体，其实是由许多不同的成分组成的。简单来说，它由血细胞和血浆两部分构成。血细胞是血液中的有形成分，它大约占整个血液体积的40%～45%，包括红细胞、白细胞及血小板。而白细胞又分为中性粒细胞、嗜酸性粒细胞、嗜碱性粒细胞、单核细胞和淋巴细胞五大类。血浆是血液的液体部分，其中含有大量的水分（90%～92%），你可以把血浆想象成是血液中的“水”，但实际上，它远比水要复杂得多，还含有无机盐、纤维蛋白原、白蛋白、球蛋白、脂蛋白等多种成分。

2. 血液有什么作用

血浆的主要作用是运输，运载血细胞、运输维持人体生命活动所需的物质，如前面所说的无机盐、纤维蛋白原、白蛋白等。血细胞悬浮在血浆中，随血浆的流动发挥着各自独特的功能。红细胞负责运输氧气。红细胞中的血红蛋白可以与氧气结合，将氧气从肺部输送到身体各个部位，如果红细胞数量或血红蛋白浓度下降，我们会出现贫血的症状，如面色苍白、乏力等。白细胞则是我们身体的“卫士”。它们负责识别和攻击侵入体内的病原体，如细菌、病毒等，当身体受到感染时，白细胞会迅速增多，帮助身体清除病原体，恢复健康。血小板则起到止血的作用。当我们的身体受伤时，血小板会迅速聚集在伤口处，形成血栓，阻止血液流失过多，这样就可以有效地止血，保护身体不受进一步的伤害。

知识扩展

如何看血常规报告

血常规是一种非常常见的血液检查方法，通过观察血细胞的数量变化及形态分布来判断血液状况及疾病。

（1）红细胞计数和血红蛋白量低于正常参考值，就说明存在贫血，我们还需要结合红细胞平均体积、平均血红蛋白量、平均血红蛋白浓度、铁蛋白、叶酸等明确贫血的性质，而贫血的原因还需要结合病史和进一步的检查来确定，不能通过一张血常规报告就得出结论。但红细胞也不是越多越好，超过正常范围的红细胞数也是疾病的信号。

（2）当病原体入侵时，会诱发机体产生白细胞去“战斗”，消灭体内的病原体，但不同病原体感染时，“应战”的白细胞是不一样的。比如：细菌感染时血常规报告往往会出现白细胞，尤其是中性粒细胞升高；而病毒感染时，白细胞的变化相对复杂，有些病毒导致白细胞，特别是淋巴细胞的数量升高，而有些病毒感染却导致白细胞数量降低。

（3）血小板计数可以告诉我们血液中血小板的数量，如果血小板数量异常，过低会导致出血不止，而过高会导致血液容易凝固形成血栓。

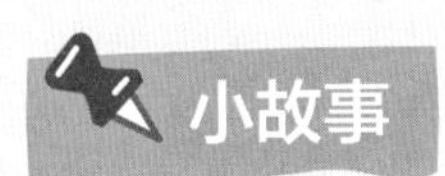

血液的成分和作用是如何被发现的

在古代，血液是一种神秘而重要的物质。古希腊的希波克拉底学派对血液的成分和功能提出了初步的设想，认为血液具有滋养和维持生命的作用。

17 世纪，英国学者威廉·哈维首次提出血液在身体内循环的理论，即血液从心脏泵出，流经全身，再回到心脏。

19 世纪，科学家们对血液进行化学分析，逐渐了解了血液中各种化学元素和化合物的存在及其功能。

20 世纪中期，全自动血细胞分离机应用于临床，能迅速、准确地分离出血液中的不同成分，为疾病诊断、输血、血液成分治疗等提供了极大的便利。

什么样的血液容易堵血管

张爷爷和李叔叔是邻居。张爷爷年近八旬，身体硬朗，每天清晨都会去公园里散步。而李叔叔才 60 岁，却因为心脑血管疾病住院 2 次。有一天，两人在公园里遇到，李叔叔好奇地问张爷爷："您身体这么好有什么秘诀吗？我每次体检医生都说我的血液太黏稠，容易堵血管！"张爷爷笑了笑说："其实，我也没有什么秘诀，就是少吃油腻食物、适当锻炼、定期检查身体。"

小课堂

1. 血液堵塞血管的原因有哪些

血液堵塞血管是一个复杂的过程，就像杂质、油污、水管老化等很多原因都会造成水管的堵塞，血液堵塞血管的原因也有很多。

（1）血液成分改变：血液由血细胞（红细胞、白细胞、血小板）和血浆（水、凝血因子、血糖、血脂等）组成。红细胞数量过多或变形、能力下降时，血液的黏稠度增加，导致血流不畅，容易形成血栓。血小板的生理功能是参与止血过程，血小板增多会增加血栓形成的风险。血浆中血脂水平过高时，特别是低密度脂蛋白（LDL）升高，容易在血管壁上形成粥样斑块，逐渐导致血管狭窄和堵塞。血糖水平过高也同样会使血液黏稠度增加。

（2）血流状态改变：血流速度减慢或涡流形成，可能增加血小板与血管壁接触的机会，从而促进血小板的活化和聚集，导致血栓形成。长期卧床、久坐不动、缺乏运动等不良生活习惯会导致血流状态改变。

（3）凝血功能异常：血液在血管中不凝固，是人体的凝血（血液凝固作用）及纤溶（使血液不凝固）过程保持动态平衡的结果。当血液凝血功能增强或纤溶功能减弱时，都会导致血栓形成、堵塞血管，阻断血液流动。

2. 什么样的血液是健康的

（1）适当的血液成分及比例：血液中的每种成分和比例都处于正常时，才能有效地发挥其功能。比如，红细胞运输氧气；白细胞消灭入侵的病菌；血小板在伤口出现时迅速凝结进行止血；血浆运载营养物质。

（2）良好的流动性：血液需要适中的流动性才能够顺畅地流经体内的各个角落，为每一个细胞提供必要的营养和氧气。

（3）正常的凝血功能：当身体出现伤口时，血小板迅速响应，与血浆中的凝血因子一起，形成血栓，阻止血液继续外流。

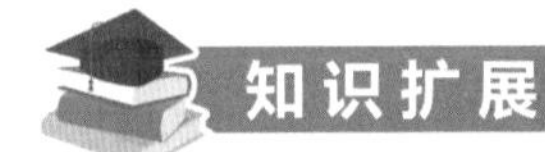

知识扩展

怎样才能保持血液健康

保持血液健康需要我们从饮食、运动、生活习惯、心理调适和定期检查等方面进行综合管理。

（1）均衡饮食：以低盐、低脂为主，减少油腻食品和油炸食品的摄入；多食用新鲜水果和蔬菜；适量摄入富含优质蛋白质的食物，如瘦肉、鱼、豆类等，以维持血液中白蛋白的正常水平。

（2）适量运动：定期进行适量的有氧运动，如散步、慢跑、游泳等；避免剧烈运动，以免对身体造成负担。

（3）良好的生活习惯：保持规律的作息，早睡早起，避免熬夜；戒烟限酒。

（4）心理调适：保持乐观的心态，避免暴怒、悲伤、抑郁等不良情绪；放松自己，减轻生活和工作中的压力。

（5）定期检查：定期进行血常规、凝血功能检查，以及血压、血脂等指标的监测。

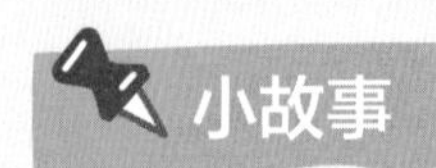

小故事　血栓的微观结构是怎样被发现和认识的

血栓是血管堵塞的直接原因，主要由血小板、纤维蛋白和红细胞组成。“血栓”是在19世纪才被明确命名和描述的。随着显微镜的使用和分子生物学技术的发展，医学家们发现，血栓形成涉及血小板激活、凝血因子释放、纤维蛋白网形成等多个复杂环节，这些环节的异常都可能导致血栓的形成。

在对血栓的深入研究中，不同类型的血栓与不同疾病的关联逐渐被建立。例如，心脏血管血栓形成与心肌梗死相关，脑血管血栓形成与脑梗死相关。为了提高公众对血栓的认识，国际血栓与止血学会将每年的10月13日定为“世界血栓日”。

“定期输液通血管”靠谱儿吗

王阿姨是一名退休工人，平日里血压比较高，5年前得了脑梗死，住了14天医院，出院后有些偏瘫。从那时起，王阿姨就特别注重锻炼和养生，积极配合医生做针灸和康复训练，在自己的努力和家人朋友的帮助下，可以正常行走和独立穿衣。前几年，她听说了一种新疗法——每年秋冬季定期输液，就能把血管通一通，就像清下水道一样，这样能预防脑梗死复发！可是这种方法真的靠谱儿吗？

小课堂

1. 输液预防脑梗死靠谱儿吗

输液预防脑梗死的做法是不靠谱儿的。

就像生活中厨房管道藏污纳垢，靠一两次的冲洗其实起不到什么作用。脑梗死也是一个道理，它是长年累月的不良生活方式造成的，比如高脂血症、糖尿病、高血压等慢性病控制不佳，导致血管出现粥样硬化斑块，使得血管狭窄，甚至闭塞，这是病灶长期积累的结果，很多时候靠药物无法溶解斑块，甚至严重时需要用外科手术来治疗。所以，单靠输液来通血管不现实，不能解决问题。正确的预防措施是：在专科医师的指导下控制好血压、血糖、血脂，必要时使用药物来进行抗栓、降血脂治疗，同时保持健康的生活方式。

2. 盲目输液可能会产生哪些后果

（1）空气栓塞：当静脉注射时将过多空气推入静脉，就会发生空气栓塞或气体栓塞。这种情况很少见，但可能会造成严重后果，甚至死亡。

（2）液体过多：可能会出现头痛、高血压和呼吸困难。心功能不全的患者容易诱发心力衰竭。

（3）血肿：当血液从血管渗漏到附近组织时，就会发生血肿。

（4）静脉炎：这是常见的并发症之一，但通常可以通过移除静脉注射、热敷和抬高手臂来治疗。

知识扩展

什么时候需要输液

世界卫生组织（WHO）明确指出，“能口服就不要进行肌内注射，能肌内注射就不要输液”。注射这种有创的给药方式，只有在情况必要时才建议采取。那么哪些情况需要输液呢？

（1）严重脱水时，比如：①生病了，出现严重的呕吐和腹泻；②运动过多或在高温环境下时间过长而没有喝足够的水；③在严重受伤或烧伤后；④进行手术，尤其是当长时间睡眠或无法进食或饮水时。这些时候往往需要输液来及时补充血容量，维持机体内环境的稳定。

（2）来不及、无法口服药物时，或药物不适合肠道吸收。比如：脑梗死在急性期，发病 6 小时内，需要使用静脉输液的方式溶栓；在住院康复期时，有时候需要输一些活血化瘀的药物，或者加用抗凝药和抗血小板药，这些药的作用主要是不让血栓进一步形成，之后逐渐过渡到口服药物。

小故事　静脉输液的发展历史

以前，静脉输液是治疗危重疾病的一种手段；现在，它已成为一种常见治疗手段。

17 世纪，静脉内治疗开始实践。1628 年，英国医生哈维发现了血液循环，从而奠定了静脉输液的基础。1656 年，英国医生克里斯朵夫和罗伯特用羽毛管针头，把药物注入狗的静脉，是历史上首例将药物注入血流的行为。

1832 年，苏格兰医生托马斯成功将盐类物质输入人体，成功奠定了静脉输液治疗模式的基础。19 世纪后半叶，静脉输液安全得到保证。

目前，超过 80% 的患者在住院期间接受静脉输液治疗。

答案：1. D；2. A；3. ×

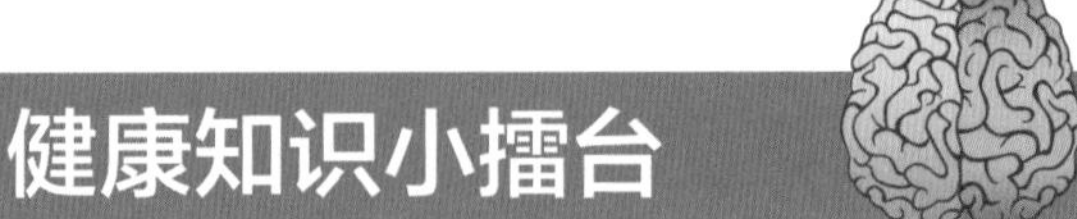

健康知识小擂台

单选题：

1. 人体的血液循环包括（　　）

   A. 动脉系统　　　　B. 毛细血管

   C. 静脉系统　　　　D. 以上都是

2. 血液中主要负责运输氧气的细胞是（　　）

   A. 红细胞　　　　B. 白细胞

   C. 血小板　　　　D. 淋巴细胞

判断题：

3. 血小板的主要功能是帮助身体对抗感染。（　　）

人体的血管联盟
自测题

（答案见上页）

不良习惯如何影响脑血管健康

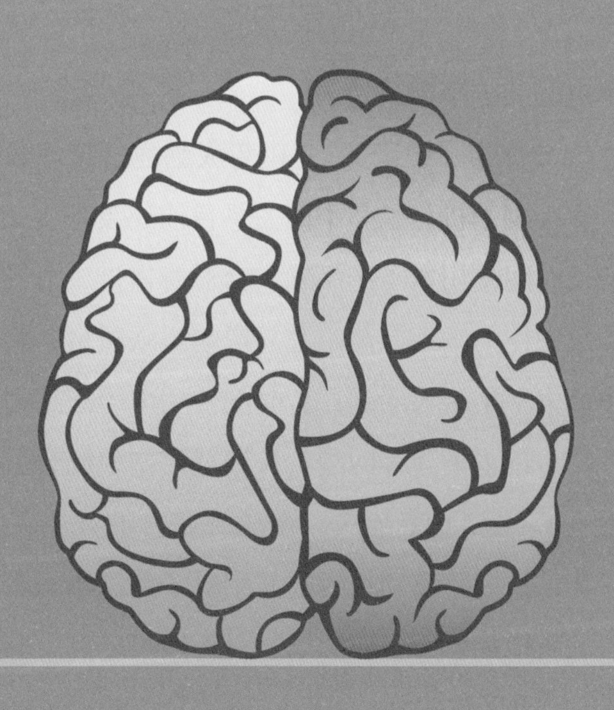

经常熬夜刷手机会得脑卒中吗

小王是一位27岁的小伙子，白天工作压力比较大，喜欢熬夜刷手机来放松：追剧、看短视频、进行网络社交，经常刷着刷着就到两三点了。一天夜里，他又像往常一样刷手机，突然感觉右手发软、发麻，拿不稳手机，说话大舌头，同时右腿也有点拖着走路。紧急就医后，被医生诊断患有脑卒中，经过溶栓治疗后上述症状才得以缓解。经过医生详细询问病史和查体后，发现小王不仅经常吸烟喝酒，年纪轻轻血压也高。小王爱熬夜刷手机，所以才得的脑卒中吗?

小课堂

1. 熬夜刷手机增加脑卒中风险

脑卒中，也被称为“中风”，是由于大脑血管堵塞或破裂导致的一种疾病。熬夜刷手机与脑卒中的关系目前还没有明确的科学依据。但熬夜和长时间使用电子产品确实会对身体健康造成一定的影响。熬夜会导致身体的睡眠节律紊乱，影响睡眠质量，容易引起疲劳、头痛、注意力不集中等问题；长时间使用电子产品则容易引起眼睛疲劳、干涩、视力下降等问题；长期熬夜刷手机会引起身体一系列的机能变化，比如心率加快、血压升高，部分患者会出现头晕、胸闷等症状；长期熬夜和长时间使用电子产品还可能导致身体免疫力下降，从而增加感染疾病的风险；长期过度使用电子产品可能会导致认知能力下降、记忆力减退等问题，这是因为过度使用电子产品会影响大脑的休息和恢复，进而影响大脑的功能。

以上这些影响可能会在一定程度上增加脑卒中的风险。虽然熬夜刷手机或许不能直接导致脑卒中的发生，但会增加其发生风险。

2. 失眠和熬夜一样吗

熬夜是指睡得晚并且睡得少，一般来说，晚上 11 点以后睡觉、总睡眠时长少于 6 个小时就算熬夜。失眠通常有以下几个特点：入睡困难，入睡时间超过 30 分钟；睡眠时间不足，少于 6 小时；睡眠质量差，整夜觉醒次数多，容易早醒；影响到白天的状态，容易出现头晕疲劳、注意力不足、记忆力减退、情绪波动大、日间思睡等。

知识扩展

如何养成良好的睡眠习惯

（1）规律作息：每天在固定的时间上床睡觉和起床，如果工作原因需值夜班，第二天可适当补充睡眠，避免长期睡眠不足。午睡时间不要超过 1 小时，“大睡”一定要坚持在晚上。

（2）避免刺激：避免下午和晚上饮用咖啡、浓茶等刺激性饮料，或者食用刺激性食物（如洋葱、大蒜），以及睡前剧烈活动或过度思考，这会对中枢神经系统、大脑皮层起到兴奋作用。睡前避免看手机、电脑、电视等发出荧光的设备，避免给大脑传递“天亮了”的错误信号，导致入睡困难。

（3）改善环境：创造舒适、光线昏暗或柔和、安静的睡眠环境。卧室要保持适当的温度和湿度。可以在室内放置水盆、加湿器，调节居室的湿度，减少夜间起床次数，改善睡眠质量。

（4）建立良好的条件反射：不要在床上做与睡觉无关的事情，培养“床是用来睡觉”的意识。最好锻炼到只要上了床、沾了枕头，就条件反射般很快睡着的状态。

（5）选择合适的枕头：枕头过高容易落枕；枕头过低容易打鼾。枕头的合适厚度是 6 ~ 9 厘米。喜欢仰卧的人枕头的厚度相当于个人的拳头比较合适；喜欢侧卧的人相当于肩膀的厚度比较合适。

（6）放松疗法：躺在床上，闭上眼睛，让头、肩膀及四肢放松，想象自己躺在一个温暖的沙滩上，阳光照耀，多么舒服。然后全身放松，不停地默想，不要说出声来，放松以后可能就自然而然地进入睡眠状态了。

爱吃大鱼大肉会得脑血管病吗

33 岁的黄先生是一名普通的公司职员，没有吸烟、酗酒等不良嗜好，但却是个十足的“吃货”。黄先生每餐中必须要有肥瘦相间的“五花三层”（五花肉），腊肉、动物内脏等也是黄先生的最爱。直到某天，黄先生突发口角歪斜，随即昏迷倒地，被爱人紧急送往市医院，结果显示黄先生的血压和血脂升高，CT 提示脑梗死，经过 2 个小时的全力抢救，黄先生这才保住了性命，但却留下了永久偏瘫。一个身强力壮的年轻人怎么就因管不住嘴而脑梗死了呢？大鱼大肉以后还能继续吃吗？

1. 高血脂如何引起脑血管病

血脂是血液中所含脂类的总称，主要包含胆固醇、甘油三酯、磷脂、脂肪酸等。血脂升高叫高血脂，临床上称为“高脂血症”，与脑梗死（又称“缺血性脑卒中”）的发生有关。

（1）血脂升高可导致动脉粥样硬化：长期高血脂会使血液内的脂类物质沉积在管壁，形成脂质斑块，最终导致动脉粥样硬化。如果大脑供血的血管管壁出现动脉粥样硬化斑块，就相当于灌溉土地的水管管壁上积聚了很多污垢。管壁上污垢逐渐扩大增厚，管腔缩小，通过的水流量减少，远端的土地得不到灌溉便会干旱。同理，远端脑组织得不到足够的血供便会梗死。

（2）血脂升高可增加脑血管栓塞的风险：有些动脉粥样硬化斑块不稳定，一旦斑块破裂，碎片便可沿血流方向进入脑内血管发生阻塞，远端的脑组织同样也因无法得到足够的血流而发生梗死。

（3）血脂升高可增加患其他相关疾病的风险：血脂升高，一方面会增加血液黏稠度，形成动脉粥样硬化斑块，导致血管管腔狭窄；另一方面血脂长时间累积可引起管壁硬化，管壁弹性减弱，诱发高血压形成，进一步增加脑血管病的发生风险。

2. 爱吃大鱼大肉一定会导致脑血管病吗

爱吃大鱼大肉不一定会导致脑血管病，只是脑血管病的一个潜在危险因素。

首先需明确，在大鱼大肉中可能增加脑血管病风险的营养素主要是饱和脂肪酸和胆固醇。过量的饱和脂肪酸摄入会导致体重增加、血脂升高，还会加速血液凝固，促进血栓形成，从而增加患脑血管病的风险。高胆固醇是高脂血症的重要组成部分，高脂血症会加速动脉粥样硬化进程，影响脑组织供血，增加脑梗死风险。但若搭配适当的体育锻炼、良好的生活习惯（不吸烟酗酒、保证健康饮食）、定期体检，可有效降低因长期吃大鱼大肉导致的脑梗死风险。因此，为了更好地预防脑血管病的发生，在生活中应尽量少吃除了鱼虾以外的各种动物肉类、动物油脂，以及各类油炸食品、膨化食品等。

知识扩展

高脂血症患者的血脂达标后就可以停药吗

血脂增高是一个缓慢的过程，因此调节血脂，尤其是消除高血脂的不良影响也同样需要一个漫长的过程。长期服用降脂药可以显著降低心脑血管疾病的发生率、致残率和死亡率，因此高脂血症患者的血脂达标后不建议自行停药，需由专科医生判断是否需要继续用药。一般情况下，合并冠心病、动脉粥样硬化等的人群需长期服药，部分人群也可以在停药后通过健康的生活方式来控制血脂。

小故事　从真菌提取物到他汀，降脂药迎来 PCSK9 抑制剂的新时代

20 世纪 70 年代，日本科学家从真菌发酵液中分离出第一个能抑制 HMG-CoA 还原酶的化合物，这便是历史上首个他汀类药物

（现在的美伐他汀）。此后，洛伐他汀、辛伐他汀、氟伐他汀、阿托伐他汀等药物相继问世。

进入21世纪，降脂药跳出“舒适圈”。PCSK9抑制剂作为一种新型降脂药物，可有效降低低密度脂蛋白胆固醇水平，目前全球有70款在研药物。

爱吃甜食会得脑血管病吗

张女士今年40岁，是两个孩子的母亲，她因为工作和生活的压力经常会放纵自己摄入甜食。然而几年后，张女士发现自己在工作中经常感到疲惫、注意力不集中，甚至偶尔出现头痛和头晕的症状。在一次健康检查中，医生告诉她，她的血糖水平较高，并且她的脑部血管出现了一些异常。张女士开始深刻反思自己的不良饮食习惯。那么，爱吃甜食和脑血管病究竟有没有关系呢？高血糖是如何引起脑血管病的？

小课堂

1. 爱吃甜食是否会促使脑血管病的发生

甜食中含有较高水平的糖类，糖是我们身体能量的主要来源，正常水平的血糖对维持身体的正常运转至关重要。然而，过高的血糖与脑血管病风险的增加直接相关。研究表明，糖尿病患者发生脑梗死的风险约为非糖尿病患者的1.5～2倍。即使未达到糖尿病诊断标准的高血糖群体，其脑血管病患病风险仍然较高。

2. 高血糖是怎样引起脑血管病的

想象一下家里的水管系统：平时水流畅通，一切顺畅无阻。但是，如果水管内壁变得粗糙、不平整，那么水流会受到阻碍，甚至导致水管破裂。这与我们的血管系统有着惊人的相似之处。

长期高血糖状态就像是在水管内涂抹了一层难以穿越的沉积物。首先，它直接损伤了我们血管壁的“涂层”——内皮细胞，使原本光滑的管道变得粗糙不平。这就像是在水管内壁上刮出了凹凸不平的痕迹，为脑血管病的发生创造了“温床”。其次，在高血糖的影响下，血脂和血小板等物质更容易在管壁沉积，形成了类似于水管内污垢的粥样硬化斑块，使血流交通变得拥堵，最终导致脑缺血的发生。

高血糖还会损伤管道的重要部件，如平滑肌细胞。这些细胞的损伤导致了血管收缩和舒张功能的障碍，使血管壁失去了原本的弹性，变得脆弱。此时，血管受到高血压、动脉粥样硬化等因素的影响更容易发生破裂，进而增加了脑出血的风险。

此外，长期高血糖状态还会影响血流本身，如损害凝血功能、增加血液黏稠度等，这些因素均会导致血流循环障碍，成为脑血管病的“帮凶”。

知识扩展

1. 我们应该怎样控制饮食中的糖分

《中国居民膳食指南（2022）》指出：建议每天添加糖的摄入不超过 50 克，最好控制在 25 克以下。

在日常饮食方面，我们需要做到以下几点。

（1）尽量做到少喝或不喝含糖饮料，更不能用饮料替代饮用水。

（2）少吃甜味食品：糕点、甜点等。

（3）做饭、炒菜时少放糖。

（4）要学会查看食品标签中的营养成分表，选择碳水化合物或糖含量较低的饮料，注意“隐形糖”。

（5）在外就餐或外出游玩时，更要注意控制添加糖的摄入。

2. 高血糖人群应如何选择蔬菜或水果

对于一些血糖较高、病情不稳定的患者，推荐选用含糖量在5%以下，且富含纤维和营养的蔬菜，如西蓝花、菠菜、黄瓜、番茄等。糖尿病患者推荐选用每100克水果中含糖量少于10克的水果：如草莓、蓝莓、柚子、樱桃、苹果等。尽管这些食物含糖量低，但仍需注意食用量，应根据自身情况每日适量摄入水果和蔬菜，有助于控制血糖，同时也能获得均衡的营养摄入。

胰岛素的发现与糖尿病治疗的进展

糖尿病治疗的关键药物——胰岛素的发现可以追溯到1921年，加拿大科学家弗雷德里克·巴宾特和查尔斯·贝斯特通过提取胰腺组织，成功分离出胰岛素，并证实其能治疗糖尿病。1922年，胰岛素被注射给一名糖尿病患者，有效治疗了他的疾病。此后，胰岛素成为糖尿病治疗的关键药物，挽救了数百万糖尿病患者的生命。随着科技的发展，胰岛素注射剂型等治疗方法不断完善，有效提升了糖尿病患者的生活质量。

爱生气、血压高会不会得脑血管病

张阿姨今年50岁了，性格比较急躁、爱生气，生气时测血压就会升高，但平时偶尔测量并不高，所以她没有服用降压药。前段时间因为打麻将输了钱，张阿姨情绪很激动，突然间出现了左侧肢体偏瘫并摔倒在地，被紧急送往医院后诊断为脑出血，于是做了开颅手术。术后张阿姨的症状有好转，后期经过康复训练逐渐可以生活自理了。从那之后，张阿姨就特别注意听从医嘱，遇到事情保持心态平和、少生气，规律服用降压药，出院后也定期监测血压，血压一直很稳定。

小课堂

1. 血压多少算是高血压

血压多少算高血压，不同的情况下标准是不一样的。①如果是在就诊时测量：没有吃降压药的情况下，不同日期3次测量收缩压≥140毫米汞柱和/或舒张压≥90毫米汞柱，可诊断为高血压；②医院行动态血压监测：24小时平均血压≥130/80毫米汞柱，或白天血压≥135/85毫米汞柱，或夜间血压≥120/70毫米汞柱，可诊断为高血压；③家庭自测血压：连续监测血压5～7天，平均血压≥135/85毫米汞柱，可诊断为高血压。另外，还需要注意一些特殊情况，比如隐匿性高血压和“白大衣高血压”等。

2. 生气会导致血压升高吗

生气会导致血压升高。当人生气时，情绪会产生巨大的波动，这时就会激活交感神经释放儿茶酚胺类物质，这些物质作用于血管，导致血管收缩、心率加快、心脏射血增多，进而使血压升高。另外，高血压的发病也与长期精神紧张、焦虑、高负荷压力等因素显著相关，长期或慢性、反复出现、不可预期的应激因素，往往是导致高血压的重要原因。

3. 高血压患者为什么会得脑血管病

高血压是脑血管病最重要的危险因素。它可以加速脑动脉硬化，也就是小动脉管壁发生病变，管腔变硬、变窄。当脑血管管腔狭窄或闭塞时，脑组织会因为缺血、缺氧而发生脑梗死。高血压还可导致血管形成微小动脉瘤，就像轮胎鼓起一个小包，这种病变的血管可能会发生破裂，导致脑出血。

知识扩展

1. 高血压还有哪些危害

除了脑血管病，高血压还会造成其他多个系统损害。①心血管疾病：高血压会直接导致高血压心脏病、冠心病等；②肾脏疾病：高血压会导致肾动脉硬化，严重时可引发肾功能不全，甚至肾衰竭；③眼部疾病：高血压会影响视网膜的血管，导致视网膜动脉硬化和视网膜病变，严重时会导致失明；④外周血管疾病：高血压会导致下肢动脉硬化，出现间歇性跛行、疼痛等症状，严重时需要截肢。

2. 如何在家监测血压

家庭自测血压可以辅助调整治疗方案，所以推荐高血压患者进行家庭血压监测。测量前安静休息 15 ~ 20 分钟，取端坐位，手肘与心脏齐平，将血压计放置在手臂的一侧。在手肘上 1 ~ 2 厘米处绑袖带，松紧度以能放进一个手指头为宜。应至少测量两次，间隔 1 ~ 2 分钟，若差别≤ 5 毫米汞柱，则取两次测量的平均值；若差别> 5 毫米汞柱，应再次测量，取后两者的平均值。初诊高血压或者调整药物期间，建议连续自测血压 7 天，每天 2 ~ 3 次（包括清晨血压测定），这里鼓励大家记录“高血压日记”。

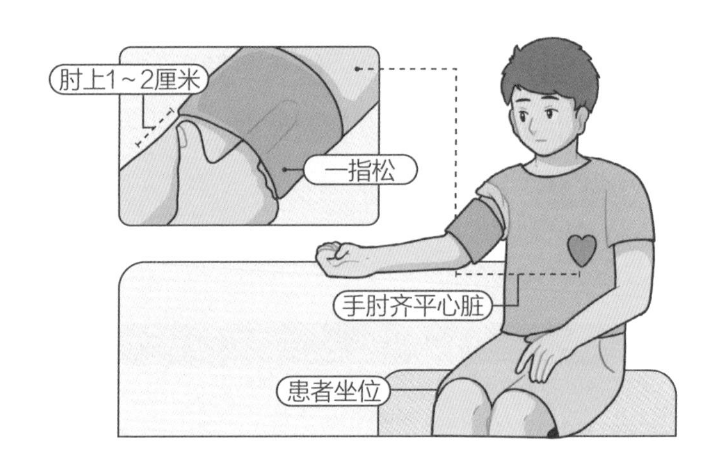

测量血压

小故事 血压的前世今生

血压的概念最早由现代生理学开创者、英国科学家威廉·哈维于 1628 年提出。他通过观察动脉被割破时血液喷涌而出的现象，首次意识到血压的存在。

1733 年，英国皇家学会的牧师海耶斯用一根长玻璃管插入马的颈动脉，通过观察血液在玻璃管中的高度来估计血压。这是人类历史上第一次有创性地测量血压。

1928 年，水银血压计诞生于英国。到了 20 世纪 70 年代和 80 年代，电子血压计问世，使得血压的测量更加便捷。

长期卧床容易得脑血管病吗

王阿姨今年 65 岁了，退休后喜欢跳广场舞，前段时间跳舞的时候不小心扭伤了左脚，到医院拍片发现没有骨折，之后就在家卧床休息。在卧床休息后的第二周，王阿姨发现她的左腿有些肿胀，而且还有些疼痛，但未引起重视。有一天，王阿姨突然感到左侧上、下肢体无力，不能抬起，家人立即将她送往医院。经过紧急的影像学检查，王阿姨被诊断为脑梗死。幸运的是，王阿姨来医院比较及时，医生给她安排了溶栓治疗，溶栓后左侧肢体无力的症状完全缓解了。

小课堂

1. 长期卧床容易导致血栓形成吗

长期卧床确实容易导致血栓形成。长期卧床患者的下肢肌肉活动减少，缺少了“肌肉泵”的作用，无法有效地将血液泵回心脏。这导致血液在下肢滞留，静脉血液流动缓慢。这种缓慢的血液流动使血液中的血小板和凝血因子更容易在血管壁上聚集，形成下肢静脉血栓。

2. 下肢静脉血栓会在身体里“走动”吗

下肢静脉血栓在身体里是有可能“走动”的。如果下肢静脉血栓形成时间较长，且体积较大，可能会导致静脉回流受阻，出现疼痛、肿胀、活动受限等症状。此时，血栓可能会黏附在静脉壁上，且有可能发生脱落。脱落的血栓可能会移动到肺部，导致肺栓塞，这是一种严重且可能致命的并发症。

3. 什么情况下下肢静脉血栓会脱落并移动到脑部

下肢静脉血栓脱落并移动到脑部的情况不多见，但也不罕见。脱落的下肢静脉血栓一般随血流到右边心脏，再到肺动脉，导致肺栓塞。但少数人存在心脏结构异常（平时可无表现），如卵圆孔未闭，可导致右边心脏的血流异常分流到左边心脏。此时，脱落的静脉血栓可以通过左边心脏导致脑动脉栓塞，甚至全身多个脏器栓塞。此外，肺动静脉畸形等疾病，也可以使脱落的静脉血栓栓塞到脑部的动脉。这些异常情况，医学上称之为“右向左分流”现象。

知识扩展

1. 下肢静脉血栓形成的高危人群有哪些

下肢静脉血栓形成的高危人群有以下几类。①长时间久坐或久站的人：长时间久坐或久站会导致下肢静脉血液回流不畅，从而增加血栓形成的风险；②手术或创伤后患者：手术或创伤会导致血管壁损伤和血液高凝状态，从而容易形成血栓；③恶性肿瘤患者：其血液处于高凝状态，血栓形成的风险高；④血液疾病患者：这类患者凝血系统异常，容易形成血栓；⑤长期卧床或制动的人：如脑卒中、瘫痪、骨折患者。由于身体活动受限，下肢静脉血液回流不畅，容易形成血栓；⑥高龄、肥胖、妊娠、吸烟等因素：高龄和肥胖会导致血管壁损伤和血液黏稠度增加，妊娠期间由于激素水平的变化和子宫压迫下腔静脉，会导致下肢静脉回流不畅，吸烟会损伤血管内皮细胞，导致血液高凝状态。

2. 如何预防下肢静脉血栓的形成

避免久坐或久站，适当进行下肢活动；保持健康的生活方式，如戒烟、控制体重、合理饮食等；定期进行体检，及时发现和治疗潜在的血液疾病或肿瘤等；在需要长时间卧床或制动的情况下，可以采取适当的预防措施，如穿弹力袜、使用间歇充气压力泵等；住院患者，在医生评估后有可能还会给予药物抗凝治疗。

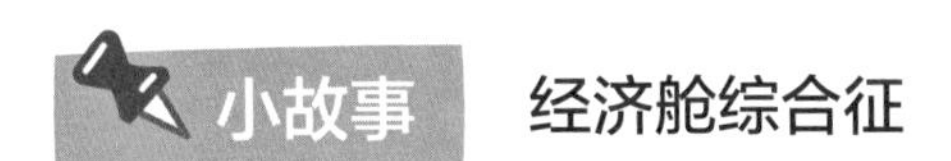

经济舱综合征

赛明顿（Symington）和斯塔克（Stack）于1977年首次描述了“经济舱综合征”，又称“旅行者血栓形成”。他们观察到，长时间飞行后，乘客中出现深静脉血栓和肺栓塞的病例增多，特别是在经济舱这种空间狭窄的环境中。

经济舱综合征并不罕见，也并非仅出现于飞机经济舱的乘客。长时间乘坐其他交通工具如汽车、火车，甚至长时间坐在办公室里不动，都有可能发生。

爱抽烟、喝酒会不会得脑血管病

41 岁的林先生是某建筑工地的老板，平时有各种应酬，烟龄十多年，每天要抽一包半的烟，他还喜欢喝白酒，每天雷打不动至少喝 3 两，经常酩酊大醉，年纪轻轻就患上了高血压、高脂血症。今年 3 月的一天，林先生在家突然出现口角歪斜、无法说话、身体左侧无力等情况，被家人送到医院急诊后，头颅磁共振显示林先生右侧基底节梗死，也就是说，他得了脑卒中。长期抽烟、喝酒真的会得脑血管病吗？

小课堂

1. 爱抽烟、喝酒真的会得脑血管病吗

吸烟、喝酒是脑血管疾病的独立危险因素。

长期吸烟和大量饮酒可增加脑血管病发生的风险。研究发现，吸烟者发生脑卒中的风险是不吸烟者的 3 倍多，吸烟量越多，脑卒中的风险就越高。第一次脑卒中后，甚至有相当比例的人群没有戒烟，继续吸烟会增加脑卒中复发的风险。一项对中国男性人群的前瞻性队列研究结果显示，与较少量饮酒或戒酒者相比，大量饮酒者脑卒中的发病风险增加了 22%，目前有部分传言提出饮酒有“软化血管”的功效，而全球研究则证明：最安全的饮酒量为 0，也就是说饮酒并无任何健康益处。

2. 吸二手烟会不会得脑血管病

二手烟是指在人们吸烟时充满办公室、卧室或其他封闭空间的烟雾。和直接吸烟一样，二手烟是慢性阻塞性肺疾病、肺癌等的危险因素，也与心血管病、脑血管病等密切相关。

根据国家卫生健康委发布的《中国吸烟危害健康报告2020》：吸烟是动脉粥样硬化的高危因素之一，还可与其他危险因素产生协同作用，加速动脉粥样硬化病变进展。二手烟同样含大量尼古丁、一氧化碳等有害物质和致癌物，和吸烟对脑血管的影响几乎等同。

不吸烟者暴露于二手烟，同样会增加脑血管病的发病风险，尤其是孕妇、儿童、青少年受到的伤害更大。对于吸烟者来说，吸一支烟所花费的时间不过几十分钟，而二手烟在空气中存留时间却长达数小时甚至更久，通风换气也无法杜绝他人吸入二手烟。室内完全禁止吸烟是避免二手烟危害的唯一有效方法。

3. 长期抽烟、喝酒还可能产生哪些不良后果

（1）增加心血管疾病发生风险：抽烟可导致血压升高、动脉硬化、心肌缺血，而过量饮酒会导致心律失常、心肌损伤。

（2）加重肺部疾病发生风险：抽烟可导致慢性支气管炎、肺气肿、肺癌等肺部疾病。喝酒过量会抑制免疫系统，增加肺部感染的风险。

（3）诱发消化道疾病：喝酒会刺激胃肠道，而吸烟会使食管下括约肌松弛，引发反流性食管炎。

（4）加重肝脏负担：香烟和乙醇所含成分需要通过肝脏代谢，如果长时间大量吸烟喝酒，很可能会导致肝功能受损。

知识扩展

为什么有的人一喝酒就会脸红

著名期刊《科学进展》（*Science Advances*）的一项研究显示，乙醛脱氢酶-2（ALDH2）基因突变与饮酒后面部发红有关。乙醛脱氢酶-2在分解乙醛的过程中起着重要作用，而一喝酒就脸红的人是因为体内缺乏这种酶。迅速累积在体内的乙醛迟迟不能被代谢，使得体内的毛细血管迅速扩张，导致脸红。

乙醛是毒害身体的罪魁祸首，也就是“饮酒有害健康”的直接原因。有研究显示：即使是极少量的饮酒也会损害乙醛脱氢酶缺乏者的血管内皮功能，进而促进动脉粥样硬化形成，增加喝酒脸红者罹患冠心病等心脑血管疾病的风险。一项长达十余年的前瞻性研究表明，在校正年龄因素后，乙醇每天摄入量 > 70 克者，发生脑卒中的相对危险度比不饮酒者大约高 2.5 倍，而且更易患出血性脑梗死。

总体而言，饮酒和吸烟是多种心脑血管疾病的重要高危因素。尽量减少饮酒量是维护心脑健康的重要预防策略之一。

答案：1. B；2. B；3. √

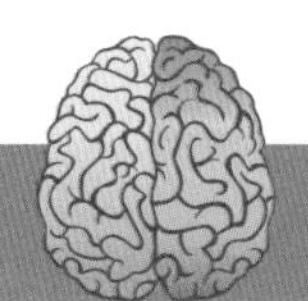

健康知识小擂台

单选题：

1. 健康中国行动倡导成人每日睡眠时间为（　）小时。

   A. 5 ~ 6　　B. 7 ~ 8　　C. 8 ~ 9　　D. 6 ~ 8

2. 下列哪类人群不属于下肢静脉血栓形成的高危人群？（　）

   A. 长期卧床的老年人

   B. 经常进行体育锻炼的运动员

   C. 恶性肿瘤患者

   D. 长期服用避孕药的妇女

判断题：

3. 需要长时间卧床或制动的患者，可以采取穿弹力袜的方式预防下肢静脉血栓形成。（　）

不良习惯如何影响
脑血管病自测题

（答案见上页）

脑血管病的

预警症状

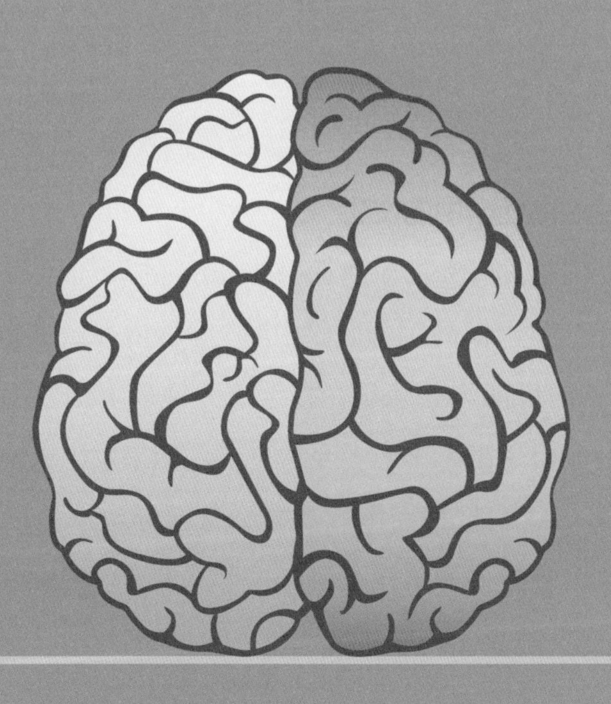

本章我们将深入探讨脑血管病的各类症状，从头痛到言语障碍，为脑血管病的早期识别与干预提供关键线索。

如何快速识别脑卒中的发生

张奶奶和张爷爷住在一起，孙子小明经常来家里陪伴他们。一天早上，张爷爷正在看报纸，突然感到一侧脸部和手臂麻木，说话变得含糊不清。张奶奶见状非常慌张，不知道该怎么办。小明看到爷爷的症状，突然想起学校里学过的一个“急救密码”。他立刻按照这个“急救密码”检查爷爷的症状，并迅速拨打了急救电话。爷爷被送往医院后，及时得到了治疗，情况很快得到了控制并逐渐恢复。这个“急救密码”究竟是什么呢？

小课堂

1. 如何快速识别脑卒中的发生

大脑仅占体重的 2%，却消耗身体 20% 的氧气和 25% 的葡萄糖，对血液供应要求极高。若血供中断，6 秒内神经细胞代谢受影响，10～15 秒内可能失去意识，持续 5 分钟以上则发生不可逆损害。因此，时间对于脑卒中患者至关重要。如果发生大血管堵塞，治疗的延误会导致大量神经细胞死亡，甚至导致严重的残疾或死亡。脑卒中的表现虽多种多样，但有一个简单有效的识别工具——“中风 120”三步识别法：

1 看——一张脸不对称，口角歪。

2 查——两只手臂，单侧无力，不能抬。

0（聆）听——说话口齿不清，不明白。

如果有以上任何症状突然发生，提示可能出现脑卒中，要立即拨打“120”快速将患者送往附近有脑卒中救治能力的医院。

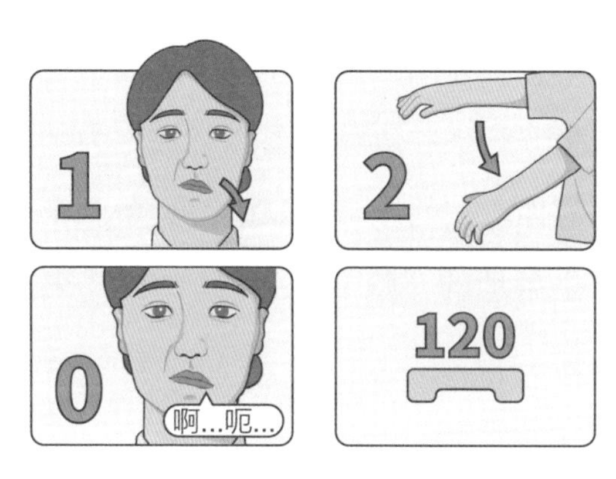

“中风 120”

2. 发生脑卒中后为何要打“120”急救送医院，自己开车去不行吗

（1）：“120”知道附近哪家医院具备脑卒中的救治能力（可以开展静脉溶栓、血管内介入治疗）。

（2）：“120”可以优先通行并可以启动交警支援系统。

（3）：“120”系统会和救治医院提前对接，信息先到，医院内部可提前做好应急准备。

（4）：“120”救护车可以直接进入医院绿色通道，为脑卒中急救争分夺秒。

知识扩展

脑卒中后如何选择正确的医院也是门大学问

脑卒中急救如救火！快速识别脑卒中，立刻呼叫“120”很重要，在最短的时间内送到正确的医院进行抢救，也至关重要！

各地的卫生主管部门确定一批具备脑卒中救治能力的医院，建成各地的“脑卒中急救地图”标记在城市地图里，形成一张精准救治网。所以，这张“脑卒中急救地图”又被称为“救命地图”！

如果你不知道你所在的城市哪家医院具备脑卒中救治能力，可以在网上搜索一下各地的“脑卒中急救地图”，来获取离你家最近的脑卒中救治医院。

小故事　“FAST”本土化：从国际到中国的脑卒中快速识别策略

虽然脑卒中的症状很复杂，但是有一个非常简单的识别方法，1998 年英国国家急救服务（UK National Emergency Services）推广的脑卒中识别工具——“FAST”，用这个意思为“快速”的简单且容易记住的英语单词，来代表脑卒中的常见症状和时间的紧迫（face——脸 / 嘴歪了，arm——手臂举不起了，speech——话说不清了，time——时间），便于脑卒中患者的快速识别和就医，“脸 - 手臂 - 语言”三个症状可以涵盖前循环脑卒中 88.9% 的症状。这种宣传教育在美国各大公共场所已经“无孔不入”，在电梯和餐厅里都可以看到，其效果非常显著，美国脑卒中的死亡率从 2010 年的排名第三下降到2015年的第五位。由于其显著的有效性，这种宣教模式已经迅速推广到28个国家和地区。

然而，这项宣教是基于英文单词发展而来，因此“FAST”在中国遭遇了“水土不服”。基于这个现状，复旦大学赵静教授和美国宾夕法尼亚大学刘仁玉教授合作提出了“中风120”这样一个适合中国的快速识别脑卒中并且需要即刻行动的新策略，将全国人民都熟知的医疗急救电话号码“120”作为一个可以方便记忆的脑卒中快速识别工具，并且传递着脑卒中需要紧急救治的理念，于2016年10月29日发表在国际顶级杂志——*Lancet Neurology*（《柳叶刀神经病学》），得到全社会广泛认可和传播，已经作为国家卫生健康委科普宣传工具并在全国普及，越来越多的脑卒中患者和家人通过掌握这项简单而有效的急救知识得到了及时的救治，显著降低了脑卒中的致残率和死亡率。脑卒中+急救号码策略是基于“FAST”策略的理论创新，不仅要会快速识别，而且要有急救意识立刻行动，这项中国新策略已经影响到全球脑卒中识别行动。

“时间就是大脑”，脑卒中救治的绿色通道

王大爷今年63岁，平日里喜欢喝点小酒，血压血脂都比较高，但他从不吃药，觉得吃药容易伤肝伤肾。今天早上王大爷发现自己说话有点含糊，左手也不如右手那么有力气，小区科普过“中风120”口诀，他意识到自己可能是发生了脑血管

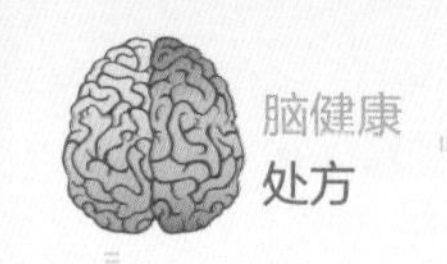

病。但儿子去上班了，家里就他和小孙子，王大爷想着自己症状轻微应该没什么大事，就先去送了小孙子上学，再回到家附近的社区医院看医生。您觉得王大爷的做法对吗？

小课堂

什么是脑卒中救治绿色通道

脑卒中救治绿色通道是为了快速救治脑卒中患者而设立的一条特殊、及时、高效的救治通道，它就像为患者开启了一条“生命通道”。对于疑似急性脑卒中患者，优先派出救护车送达具备脑卒中救治能力的医疗机构，到达后，医院脑卒中绿色通道第一时间开启，为患者优先进行相关检查并出具检查结果，争取让患者在最短的时间内得到诊断和治疗。所以一旦出现疑似脑卒中症状，要第一时间拨打急救电话，告知患者为可疑脑卒中，讲明发病时间，以便急救人员及时启动脑卒中绿色通道。

知识扩展

脑卒中救治的黄金时间窗

急性缺血性脑卒中占脑卒中的70%，其治疗时间窗窄。溶栓治疗的最佳时间为发病后4.5小时内，取栓治疗则是6小时内。时间就是生命，发病后越早开通血管，效果越好。怀疑脑卒中时，应牢记时间紧迫，迅速前往医院。

误区解读

脑卒中相关症状轻微，休息一会儿就好了，不用去医院

不对。部分脑血管病患者发病初期可能症状轻微，比如突发一侧手脚无力、说话含糊等，很多人往往以为只是累了，觉得可以先休息一下观察观察，然后再决定去不去医院，但是脑血管病的治疗时间窗窄，越早治疗效果越好，对于急性缺血性脑卒中患者，超过“黄金6小时”可能错过最佳治疗时机！正确做法是一旦出现疑似脑卒中症状，不要等待，立即前往医院就诊，以免耽误抢救时机。

脑卒中来袭别慌，家庭急救秘籍大揭秘

张先生是一位40岁的公司白领，平时工作非常繁忙，最近临近年底，他经常加班。张先生在周末家庭聚餐中喝了一些酒，便突然感到头痛伴随右侧身体没有力气，很快也无法说话了。他的父亲——张老先生判断他患了脑卒中，便依照朋友的经验让张先生服下了300毫克的阿司匹林，但是张先生的症状并没有好转，反而进一步加重。张先生的意识也逐渐模糊，他的家里人慌了神，这才想起来打“120”。到医院后，医生和护士立刻对张先生进行了急救，经过头颅CT扫描发现张先生罹患的是出血性脑卒中，口服阿司匹林对脑出血不但没有好处还会加重病情。张老先生懊悔不已，非常自责，觉得不应该耽误儿子的治疗。

小课堂

1. 怀疑脑卒中在家如何正确自救

脑卒中分为出血性脑卒中和缺血性脑卒中。这两种疾病的临床表现相似，无法依据症状进行区分，所以需要尽快前往医院进行救治，切不可盲目给患者服药。

对于怀疑脑卒中患者，除尽快拨打“120”以外，还可以做以下举措。

（1）不要随意搬动患者，使其平卧位，避免转移造成的进一步伤害。

（2）如患者意识不清，将患者转至右侧卧位，并清除口咽部异物，避免误吸。

（3）如患者肢体抽搐，不要按压患者肢体或向患者口中塞异物。

（4）再次强调，不要给患者喂服任何药物。

（5）如家中有血糖仪的，可以给患者进行血糖测量。对于清醒患者，如糖尿病患者血糖低于 4.0 毫摩尔 / 升，正常人血糖低于 2.8 毫摩尔 / 升，可服用含糖类食物，并将上述结果告知急救医生。

2. 怀疑脑卒中，患者就诊需要准备什么东西

（1）既往的就诊资料（病历、出院小结、影像学材料等）。

（2）近一个月服用的药物（最好能够带上药品包装）。

（3）最近一次进食的时间及食物。

知识扩展

脑卒中患者在家服用药物的风险与注意事项

患者罹患脑卒中的时候，通常希望能够在家服用一些药物，从而达到缓解症状的目的。但是缺血性脑卒中和出血性脑卒中的治疗方案并不相同。

对于出血性脑卒中，服用阿司匹林等抗血栓药物不仅容易导致血肿扩大，对于后续需要手术的患者还会增加术中出血风险。

对于缺血性脑卒中，急性期突然的血压变化会对部分患者造成颅内灌注不足，进而导致症状加重。所以即使缺血性脑卒中患者有严重的高血压，急性期也不建议盲目口服降压药治疗。

中成药或者中药制剂，目前在国际范围内尚无临床证据支持其对脑卒中急性期有效，且对于存在吞咽困难的患者，容易造成误吸（异物吸入）。

误区解读

放血疗法没有风险

错误。放血疗法是很多老年患者及家属从网络学习的一种脑卒中急救办法。这种治疗方法只对患者有刺激作用，并无严谨的临床试验依据。同时，这种治疗方法还会有伤口感染的风险。所以脑卒中患者自救不推荐放血疗法。

黑矇、失语意味着什么

刘先生今年刚升任为部门经理，频繁出差、应酬，甚至经常忙到忘记喝水。这天在开会时，他突然发现自己的左眼什么都看不到了，怎么揉眼睛都没有效果，右眼却一切正常。正当他准备坐车前往医院时，视力却逐渐恢复了。因此，他让出租车掉头返回单位继续工作。然而第二天早上，同事们发现平时一贯能言善辩的刘先生，今天只能挤出个别字词，连一句完整的话都说不出来，因此急忙将他送到医院急诊。经过神经内科医生评估后，大家这才得知今年才 40 岁的刘经理居然“脑梗死”了。

小课堂

1. 什么是黑矇、失语

黑矇是指眼睛视物时不能看到或看清物体，而以眼前发黑为表现的现象，患者会感到视野模糊或出现黑暗的感觉，就像一层黑色的面纱遮住了眼睛（类似久蹲后突然站起时两眼发黑的感觉，本质上都是发生了脑供血不足），有时会持续几分钟到几小时不等。

失语是指言语功能障碍，比如无法说出流利的句子、能听到但无法理解别人说的话等。

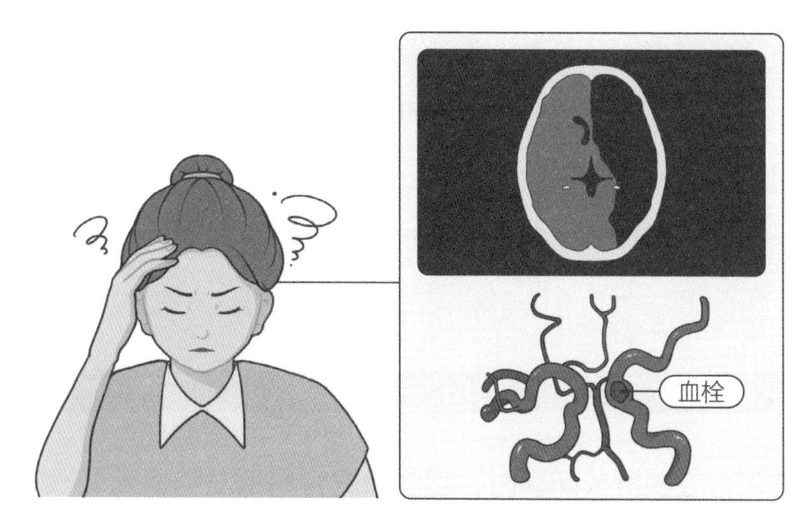

失语患者脑 CT 变化及对应症状

2. 失语有哪些类型

我们的语言主要分为以下六大功能：自发谈话、听理解、复述、命名、阅读和书写。不同的大脑语言功能区受损可有不同的临床表现，临床上最为多见的是以下三种：①以找词困难、不能说出完整句子为表现的运动性失语；②以不能理解别人和自己说的话为表现的感觉性失语；③同时合并多种言语功能障碍，几乎丧失沟通能力的混合性失语。

3. 出现黑矇、失语意味着什么

突发单眼一过性黑矇、失语很可能意味着颈内动脉出了问题。

我们之所以能视物，离不开视网膜对图像的捕捉。如果把眼球比作照相机，那么视网膜就是感光胶片，而向视网膜供血的视网膜中央动脉则是相机电池。当电池电量不足时，相机便无法再捕捉图像；类似地，当视网膜中央动脉供血不足时，就会表现出眼睛看不到事物的情况。但这根细小的终末血管很少发生动脉硬化，因此它的缺血往往继发于其上游血管的供血不足——即颈内动脉狭窄或闭塞。语言网络是非常复杂的，由一侧大脑半球的多个区域协同完成，但这些区域几乎都由颈内动脉系统供血。因此发生失语时，很可能是向大脑半球供血的颈内动脉发生了严重缺血改变。

知识扩展

当脑血管存在狭窄或闭塞时，哪些情况容易诱发脑梗死

尽管脑血管狭窄是长期逐渐形成的，但任何导致脑血流量下降的因素均可能诱发突然缺血事件。最常见的原因有：①寒冷天气：寒冷天气可能导致血管收缩舒张功能障碍，导致脑血管收缩；②低血压：发生低血压时，可导致脑灌注不足，一旦超过脑组织能承受的阈值，即发生脑缺血；③血容量下降：常见于喝水少、中暑、腹泻等情况，导致全身血容量不足，最终导致脑血流量也下降。

误区解读

黑矇、失语一定是颈内动脉的责任吗

不一定。我们能看清东西，需要多个环节的参与，包括角膜、晶状体、视网膜、视神经、视束、视皮层等。其中任一环节的病变都有可能导致看东西出现问题。另外，当发生低血压、血栓栓塞时，也可能导致视网膜中央动脉缺血而出现黑矇。

尽管语言对应的脑区都是由颈内动脉供血的，但当颈内动脉远端的细小分支发生堵塞时，也可能造成严重的失语；而当出现高热、内环境紊乱等全身性疾病，或局部发生肿瘤压迫、炎症、出血时，也可能继发言语功能障碍。

面瘫、偏盲意味着什么

老张今早睡醒后，一照镜子发现嘴歪了，漱口的时候水会从嘴角流出来，就连嚼东西也会漏食物。到了小区公园，邻里们看他歪着脸众说纷纭，有的说他是“受凉面瘫了”，扎扎针就好啦；有的说他可能是得了脑血管病，得早点去医院。老张玩到中午才回家，一路上肩膀撞到好几个右边走来的路人。到家后，老伴儿听着老张的声音像喝醉了一样有点大舌头，也感觉不对劲儿，赶忙将老张送到医院急诊科，在做完检查后，医生告诉老张已经错过了“溶栓”时间，并建议其尽快住院治疗。

小课堂

1. 什么是面瘫

面瘫，指面部肌肉发生的瘫痪。面瘫可分为中枢性面瘫和周围性面瘫。中枢性面瘫可具体表现为鼻唇沟（即法令纹）变浅、嘴角下垂、咧嘴笑时嘴角歪斜向一侧，无法完成吹气球、吹口哨等。周围性面瘫除上述表现更重外，还可出现额纹（即抬头纹）变浅或消失、不能皱眉、眼睛闭不紧等症状。

2. 什么是偏盲

偏盲是指视野的一部分出现视觉丧失或视觉减退的情况。这可能影响视野的一侧或一部分，而另一侧或另一部分的视觉则保持正常。偏盲通常是由于视觉信号传导过程中的某个部分受损所致，包括视神经、视束、视辐射、视皮层等。当视辐射受损时，会出现一侧视野缺失，类似摄像头被挡住了一边而拍出的照片，患者可出现走路时容易撞到一侧物体的情况。

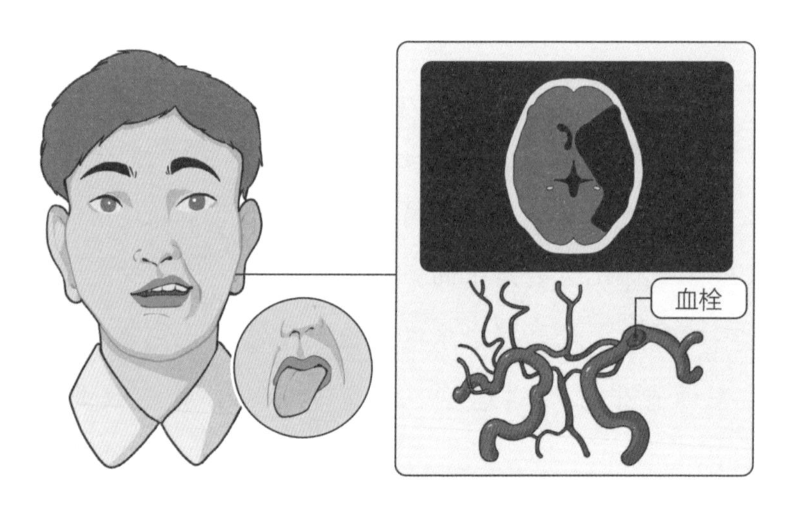

面瘫患者脑 CT 变化及对应症状

3. 面瘫、偏盲意味着什么

内囊是位于大脑半球深部的结构，此处集中了大量上行下行传导神经，视辐射、躯体感觉神经及运动神经在此处紧密毗邻穿行。如果把大脑各个脑区比作不同城市，内囊就相当于两个城市间最繁忙的高速公路，承接了诸多的运输任务。因此，当同时出现偏瘫（包括面瘫和肢体瘫痪）、偏盲、偏身感觉障碍时，提示很可能发生了内囊部位的病变，此处最常见的就是脑梗死和脑出血等脑血管病。供应内囊的血管主要来源于大脑中动脉，因此同时发生面瘫、偏盲往往意味着大脑中动脉发生了问题。

知识扩展

如何分辨是脑血管病还是特发性面神经麻痹

特发性面神经麻痹，又称面神经炎，常表现为“周围性面瘫”，是因面神经炎症所致的面部肌肉瘫痪，常在受凉或上呼吸道感染后发病，目前认为可能与侵袭神经的病毒感染有关。特发性面神经麻痹也可表现为鼻唇沟变浅、嘴角低垂、嘴歪等面瘫症状，但其有时伴有尝不到味道、听声过大、耳后疼痛、耳部疱疹等症状，并且多不伴有肢体无力、伸舌歪斜、言语含糊、肢体麻木、头晕等症状。

然而，即便是专业医务人员，有时也难以准确分辨面瘫病因究竟是脑血管病还是特发性面神经麻痹，因此建议患者一旦出现面瘫，应尽快前往医院就诊，避免错过“溶栓”治疗时间。

误区解读

面瘫了应该尽快扎针灸

这种说法是错误的。如前所述，面舌部的运动从大脑皮层到达肌肉，需经历数次神经信号传导，涉及的脑区众多，参与供血的血管从大到小也不计其数。因此，当出现面瘫症状时，医生往往需要经过详细的病史询问、体格检查，再加上辅助检查，才能明确病变

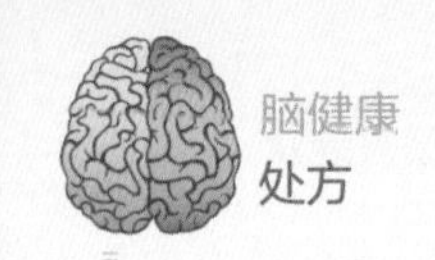

血管并最终诊断。在明确病因之前，盲目扎针灸可能延误病情，导致错过了脑梗死的黄金抢救时间。另外，即便是特发性面神经麻痹，过早进行针灸也可能加剧神经水肿，进一步加重面瘫症状。综上所述，当发生面瘫后，应当尽快明确病因，并采取针对病因的治疗；在度过急性期后，可以扎针灸以促进面瘫恢复。

下肢瘫痪、尿潴留意味着什么

张先生是一位退休教师，在一个明媚的早晨，准备散步时突感右腿无力，排尿困难。他以为是自己前列腺的老毛病又犯了，想着第二天再去找熟悉的医生看看。但他的妻子敏锐地察觉问题不简单，坚持送他去医院，检查发现大脑前动脉梗死。面对高血压、糖尿病和吸烟的恶果，张先生决心改变，开始服用药物、戒烟、调整饮食，并坚持物理治疗和锻炼。时间流转，张先生的体力恢复，血压和血糖得到控制，排尿问题也解决了，他重新获得了健康和活力。

小课堂

大脑前动脉闭塞的典型症状有哪些

大脑前动脉是大脑非常重要的血管之一，它主要负责为大脑的前部，包括额叶和顶叶的内侧区域提供血液。这条动脉从颈内动脉延伸出来，沿着大脑的中间裂缝向前走，然后向上绕过大脑的表层。

当大脑前动脉发生闭塞时，可能会出现一系列症状。这些症状通常表现为身体某一侧的功能障碍，特别是下肢更为明显。患者可能会经历偏瘫，即身体一侧的肢体无力或无法移动。除了运动障碍，还可能有感觉丧失，比如触觉、痛觉减退，甚至可能出现排尿或排便控制上的困难。在某些情况下，大脑前动脉闭塞还可能引起精神上的变化，如情绪淡漠、反应变慢、异常高兴或是沉默寡言。如果闭塞影响到大脑前动脉的深穿支，可能会导致面部和舌头的中央侧面瘫痪，以及上肢近端的轻度瘫痪。

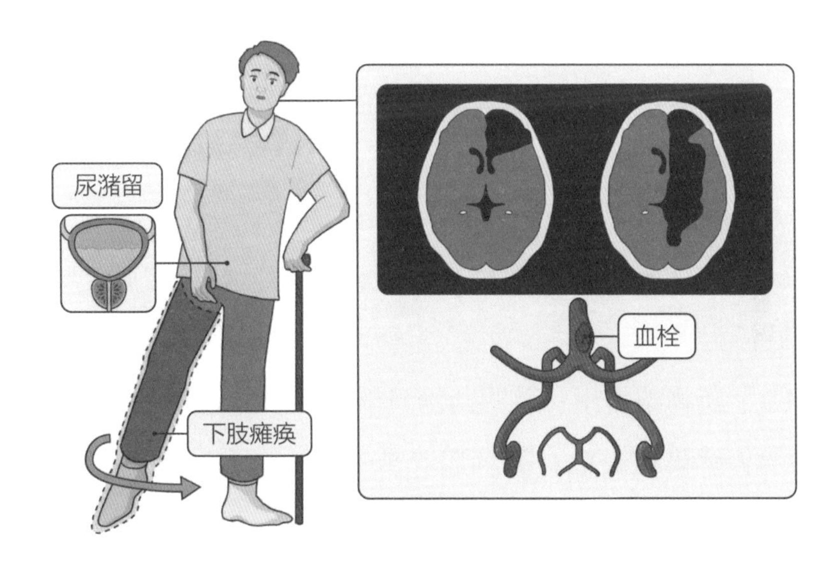

左侧大脑前动脉梗死的脑 CT 变化及对应症状

值得注意的是，大脑前动脉闭塞的具体症状会根据患者的个体差异、闭塞的严重程度和位置等因素的不同而有所不同。因此，如果出现上述症状，应及时就医，以便获得准确的诊断和治疗。

知识扩展

一侧下肢无力可能是哪些疾病导致的

（1）脑血管疾病：脑梗死或脑出血可能导致大脑中管理运动功能的区域损伤，引起单侧下肢无力。

（2）脊髓损伤：如外伤或压迫，可能导致下肢无力，尤其是在损伤水平以下。

（3）周围神经损伤：如坐骨神经损伤，可能导致下肢放射性疼痛和肌力下降。

（4）神经根压迫：椎间盘突出或其他原因导致神经根受压，可能引起下肢无力。

（5）电解质紊乱：如低钾血症，可能导致肌肉无力，包括下肢无力。

（6）肌肉疾病：肌肉炎症或肌肉疾病，如重症肌无力，可能导致肢体无力。

（7）药物副作用：某些药物可能有导致肌肉无力的副作用。

（8）感染或炎症：如脑膜炎或脑炎，可能导致神经系统功能受损，引起下肢无力。

（9）代谢性疾病：如糖尿病，可能导致神经病变，引起下肢无力。

（10）精神因素：极度的焦虑或紧张有时也可能导致下肢无力。

（11）主动脉夹层：严重的血管疾病，如主动脉夹层，可能导致下肢无力，尤其是当夹层影响到脊髓的血液供应时。

（12）骨折或术后并发症：下肢骨折或手术后可能出现暂时性肌力下降。

如果出现突发的一侧下肢无力，应立即就医，以便进行详细的诊断和治疗。医生可能会通过病史询问、体格检查和辅助检查（如血液检查、神经传导测定、影像学检查等）来确定具体原因。

误区解读

排尿困难一定是泌尿系统出了问题

此说法错误。排尿困难就是上厕所时感觉尿不出来或者尿不尽。除泌尿系统疾病如尿路感染或者前列腺肥大之外，还可能是身体其他部位在“报警”。

首先，大脑和脊髓等神经系统的疾病也会影响到排尿，比如脑卒中或者帕金森病。因为控制排尿的命令是从大脑发出的，如果这个命令的传递路线出了问题，排尿自然就困难了。其次，一些药物可能会成为排尿困难的“隐形推手”，比如一些降压药、抗抑郁药等。糖尿病患者如果血糖长期控制得不好，可能会引起神经损伤，这也会影响到排尿。有时候，一些看似不相关的情况，比如长期便秘，也可能会影响排尿，因为肠道里积累的粪便可能会对膀胱造成压迫。此外，情绪波动，比如紧张、焦虑，也可能导致排尿困难。

所以，如果您发现自己排尿有困难，先别急着下结论，最好去医院看看，医生会帮忙找到真正的原因，然后提供最合适的治疗建议。

手舞足蹈、眼肌麻痹意味着什么

会计师王强（化名）是个“工作狂”。上周末，当他正专注于即将到期的财务报告时突然发现自己看东西视线模糊，似乎无法像往常一样自如地向上看。更令他惊恐的是，他的右手开始出现奇怪的动作——手指不由自主地扭动，像是在水中游泳一样。王强的家人立刻拨打了急救电话。

到院后医生迅速进行了检查，发现王强先生的右眼无法正常向上移动，右手出现了不自主的扭曲动作，通过影像学检查，医生确认其出现了大脑后动脉中央支闭塞，并立即开始溶栓治疗。

小课堂

大脑后动脉闭塞会发生什么

大脑的血管非常复杂，它们像高速公路一样为大脑提供必需的血液和氧气。当这些血管中的某一条出现问题时，就可能导致一些特定的症状。

（1）单侧皮质支闭塞：想象一下，如果你的电脑屏幕突然失去了一半的显示能力，但中间的一小部分还能正常工作，这就像是大脑的单侧皮质支闭塞。这种情况下，一个人可能会发现自己的视野突然变窄，特别是上方的视野，但看东西的中心部分（就像电脑屏幕的中间）通常还能正常工作。如果受影响的是大脑中处理语言的区域，那么可能会出现阅读困难，甚至可能在写字、叫出物体名字或识别事物上遇到困难。

（2）双侧皮质支闭塞：如果两侧的视野都受到影响，就像两个屏幕同时出现问题，这可能导致一个人完全看不见东西，即使他们的眼睛本身是健康的。这种情况还可能伴随着看到不存在的东西（视觉幻觉）、记忆问题，甚至可能认不出熟悉的面孔。

（3）脚间支闭塞：这就像是大脑的某个重要控制中心突然失去了电力。这种情况下，可能会出现眼睛无法正常上下移动、昏睡或昏迷。根据受影响的具体区域，还可能出现眼睛运动问题、身体一侧的瘫痪、共济失调（身体协调能力下降）和震颤。

（4）深穿支闭塞：如果大脑深处的某个血管出现问题，可能会导致一系列复杂的症状，比如不自主的舞蹈样动作、手部颤抖、平衡问题、剧烈疼痛、感觉过敏、轻度瘫痪、协调能力下降、手部痉挛，以及一种叫作舞蹈徐动症的复杂运动障碍。

当然，这些情况都需要医生的专业诊断和治疗，如果出现上述任何症状，应该尽快就医。

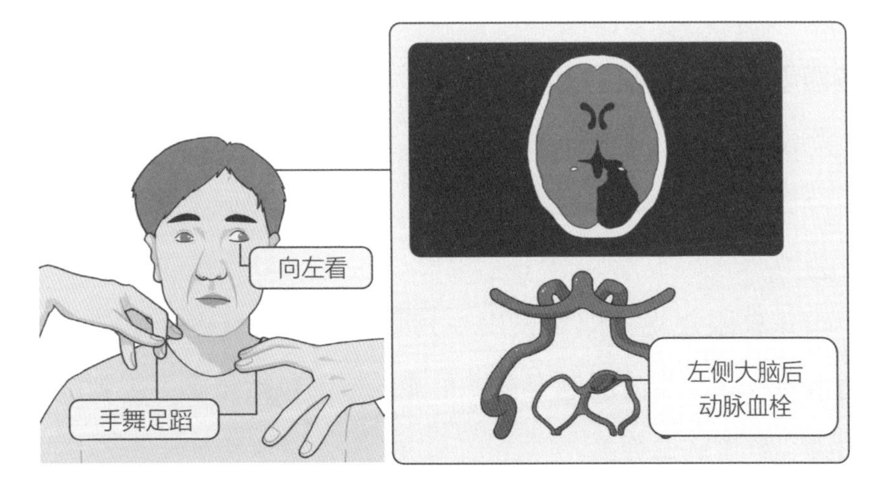

左侧大脑后动脉梗死的脑 CT 变化及对应症状

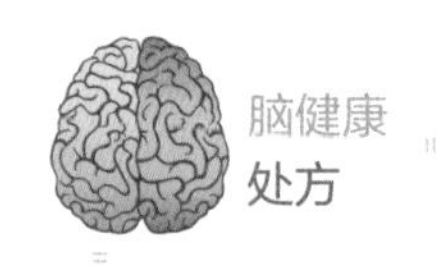

知识扩展

什么是“手足徐动”

“手足徐动”这个医学术语听起来可能有点儿复杂，但我们可以把它想象成一种特殊的“舞蹈”，只不过这种“舞蹈”并不是人们自愿跳的。

想象一下，如果你的手和脚开始自己做动作，就像它们有自己的主意一样，不受你的控制，这就是手足徐动。这些动作通常很慢，看起来像是波浪或者虫子在蠕动，而且它们可能会让你的肌肉变得紧张，让你的手脚摆出一些不寻常的姿势。

手足徐动可能是由一些健康问题引起的，比如脑瘫、某些遗传病、大脑受伤（如脑卒中之后），或为某些药物的副作用。治疗手足徐动需要找到引起它的原因，然后对症下药。

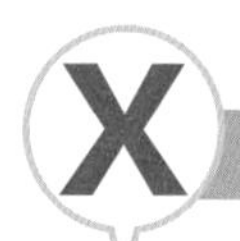

误区解读

看东西重影一定是眼睛出了问题

此说法错误。视物重影，医学上称为复视，可能与眼科疾病有关，但也可能是由其他因素引起的。复视分为单眼复视和双眼复视两种类型。

（1）单眼复视：即使只用一只眼睛看东西时也会出现重影，这通常与眼球本身的问题有关，可能的原因包括角膜不规则散光、白内障、黄斑病变等。

（2）双眼复视：当两眼同时看东西时出现重影，但遮住一只眼睛后重影消失，这通常与控制眼球运动的神经或肌肉异常有关，可能与重症肌无力、甲状腺相关眼病、糖尿病眼肌麻痹、颅内血管疾病、肿瘤、感染、中毒或创伤等因素有关。

因此，视物重影可能是眼科问题，也可能是其他系统性疾病的表现。如果出现视物重影的情况，建议尽早到医院进行检查，明确病因，以便得到适当的治疗。

眩晕、吞咽呛咳意味着什么

老王今年62岁，平时有高血压，未规律监测血压。3天前他在喝酒时突然觉得头晕，感觉天旋地转，当时测血压165/80毫米汞柱，吃了一粒降压药后，自觉症状有所缓解；第二天吃早餐的时候，感觉吃东西有点呛咳，送到医院检查发现竟是脑梗死。老王就纳闷了，人家都说脑梗死会有半边手脚不能动，不会说话，我就头晕了一下怎么也脑梗死了？其实，突然出现的眩晕，很有可能是脑血管病的“求救信号”！

小课堂

1. 什么是眩晕，眩晕和头晕是一回事儿吗

眩晕，是指机体对周围的空间定位出现了障碍，出现了运动性或位置性错觉，产生旋转、倾倒或起伏的感觉。这种感觉与快速旋转几圈后诱发的短暂的旋转性头晕类似，可以是一种摇摆感，觉得眼前的人、物体在转，或者觉得自己在转，严重时甚至不敢睁眼，

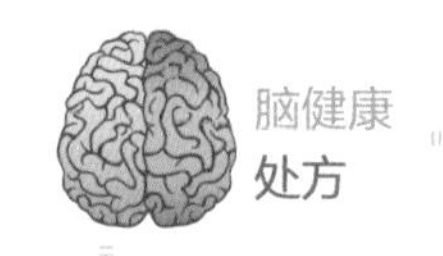

恶心呕吐，休息后也难以缓解。

而我们常说的头晕，是指空间定向力受损的感觉，对外界物体或自身空间位置判断不清，常表现为头重脚轻、头昏脑涨、不清醒感，休息后能有一定程度的好转。

眩晕和头晕是常见的神经系统症状。人们常会把两者混淆，其实这是两个不同的概念。眩晕一般是由脑部、耳部的疾病所致，而贫血、低血压、睡眠不好以及体质较差时常会有头晕的感觉。大部分人在一生中都会有头晕和眩晕发作的情况，很多人分不清眩晕和头晕，就会错过疾病信号。

2. 什么是呛咳，呛咳和普通咳嗽是一回事儿吗

首先我们来说咳嗽。普通的咳嗽是一种呼吸道常见症状，是由于气管、支气管黏膜或胸膜受炎症、异物等刺激后的一种防御性生理反射，具有清除呼吸道异物和分泌物的作用。咳嗽常伴有咳痰、发热、胸闷等症状，可能与呼吸系统疾病、过敏、气候改变或者一些药物诱发有关。

呛咳是一种特殊类型的咳嗽。多发生在进食或者喝水时，主要表现为突发的刺激性咳嗽，每次咳嗽持续数次或数十次。患者常说像吃饭喝水时不小心呛了一样，可能会伴有咽部异物感、声音嘶哑，甚至有窒息风险，可能与咽喉部疾病、食管疾病或者脑部病变有关。

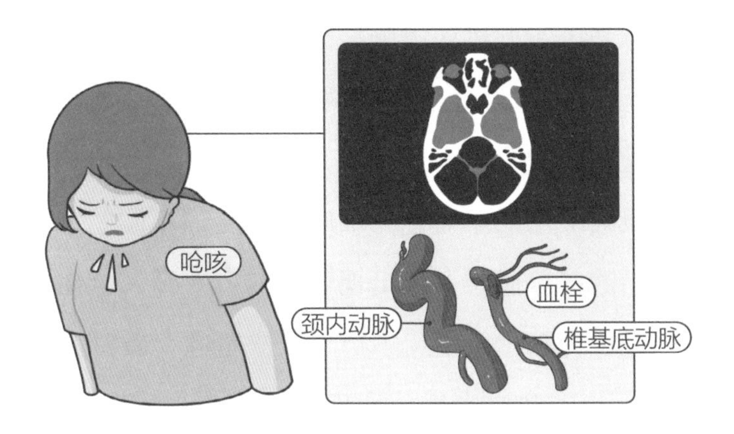

椎基底动脉狭窄性脑梗死的脑 CT 变化及对应症状

知识扩展

1. 眩晕的原因是什么

眩晕的原因有很多，常跟我们的脑部或者耳部出“故障”有关系。

在耳部深处，隐藏着人体的平衡控制“中枢”——前庭系统，这个系统可让人知道自己的身体处在什么位置，还能帮助保持身体平衡。当这个平衡控制“中枢”出现问题的时候，就可能引起眩晕，它出现的问题包括梅尼埃病、良性位置性眩晕、前庭神经炎等，属于周围性眩晕。而脑部病变，包括脑血管病、偏头痛或其他脑部疾病引起的眩晕，属于中枢性眩晕。通常，周围性眩晕更为多见。

2. 为什么说眩晕、呛咳是脑血管病的“求救信号”

我们的大脑血液主要由颈动脉和椎基底动脉两套动脉系统供应，其中颈动脉系统主要供应大脑前部的血液，如额叶、顶叶等；

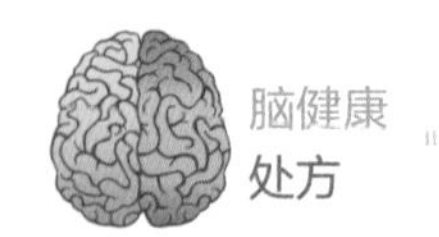

而椎基底动脉系统主要供应大脑后部的血液，如小脑、脑干等。椎动脉左右各有一支，穿行于颈椎两侧的横突孔，向上行进入头颅内，两支血管在脑内合为一支，称为基底动脉。从椎动脉和基底动脉发出很多粗细不均的小血管，供应大脑后部不同的区域。椎基底动脉系统发出的部分血管一旦出现堵塞或者狭窄，会出现后循环缺血的症状，表现为眩晕、走路不稳、饮水呛咳、吞咽困难等症状，严重的甚至危及生命。当然，出现眩晕也不一定就确诊是脑血管病，它还可能是良性位置性眩晕、梅尼埃病等所致，但都应该及时就诊。

误区解读

只要出现头晕就是颈椎病犯了

这是错误的。颈椎病并不是常见的头晕或眩晕的病因，只有发生较为罕见的颈椎骨质增生压迫椎动脉，或者寰枢关节紊乱等情况，才可能出现头晕或者眩晕的症状。颈椎病更多的是引起肢体麻木、乏力，肌肉萎缩等症状。据统计，颈椎病引起的头晕不到头晕真实病因的 0.5%，也就是说，因为颈椎病直接引起头晕的病例是非常少见的。

答案：1. B；2. C；3. √

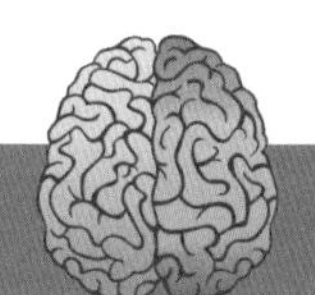

健康知识小擂台

单选题：

1. 下列哪一项不是眩晕的常见病因。（　）

   A. 脑梗死　　B. 贫血

   C. 耳石症　　D. 迷路炎

2. 当出现眩晕时，以下哪一项措施是错误的。（　）

   A. 就近到通风良好、安全的环境，立即休息

   B. 减少头部旋转动作

   C. 伴有恶心呕吐时，可以仰卧平躺

   D. 若休息后未缓解，立即拨打“120”寻求急救帮助

判断题：

3. “时间就是大脑”，脑卒中后需要紧急就医。（　）

脑血管病的
预警症状自测题

（答案见上页）

常见脑血管病有哪些

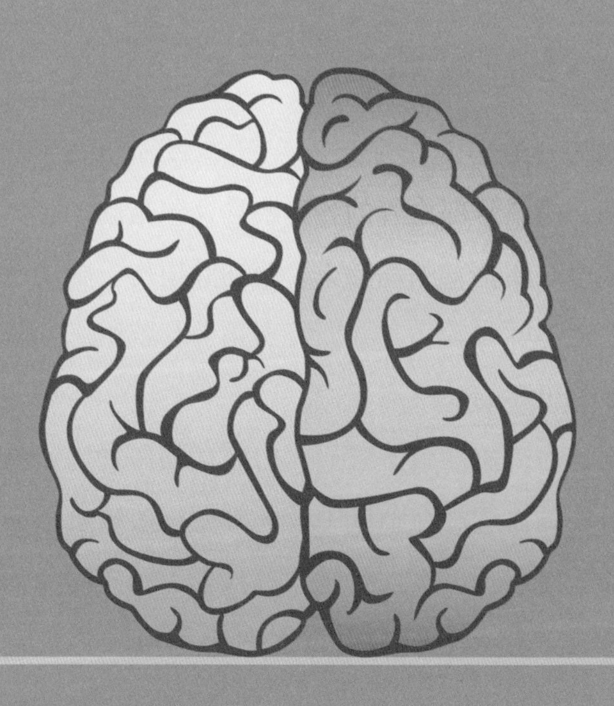

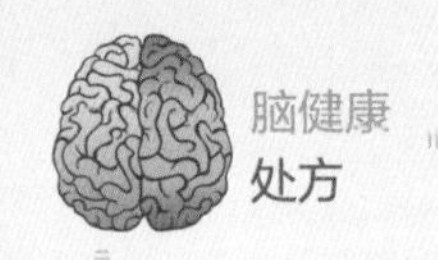

脑血管病以其高发病率和高致死、致残率，成为人们健康不可忽视的威胁。本章我们将逐一讲解常见的脑血管病。

什么是脑血管病

张伯伯在60岁时去医院体检。体检报告中有一条诊断“颈动脉斑块形成”，张伯伯去咨询医生，医生说：“形成斑块后，需要改变自己的生活习惯，否则后期容易发生脑梗死。”张伯伯回家后意志消沉、茶饭不思。家人注意到后问张伯伯，他说自己得了脑梗死，命不久矣。刚上大学的孙女安慰道：“爷爷，只是颈动脉有斑块，后期可能会得脑血管病，您不用太担心！”张伯伯立马有了精神，脑血管病？不是脑梗死吗？

小课堂

1. 脑血管病的分类

脑血管病，泛指脑部血管的各种疾病，包括脑动脉粥样硬化、血栓形成、狭窄、闭塞，脑动脉炎、脑动脉损伤、脑动脉瘤，颅内血管畸形、脑动静脉瘘等，其共同特点是引起脑组织的缺血性或出血性意外，导致患者的残疾或死亡。

脑血管病分为缺血性脑血管病、出血性脑血管病、颅内动脉瘤和其他。缺血性脑血管病在临床中较为常见，按缺血类型可分为短暂性脑缺血和脑梗死。出血性脑血管病根据不同病因分为脑出血和蛛网膜下腔出血。原发性脑出血 80% 是由高血压导致，而蛛网膜下腔出血 85% 是由颅内动脉瘤导致。脑梗死、脑出血和蛛网膜下腔出血统称为脑卒中。

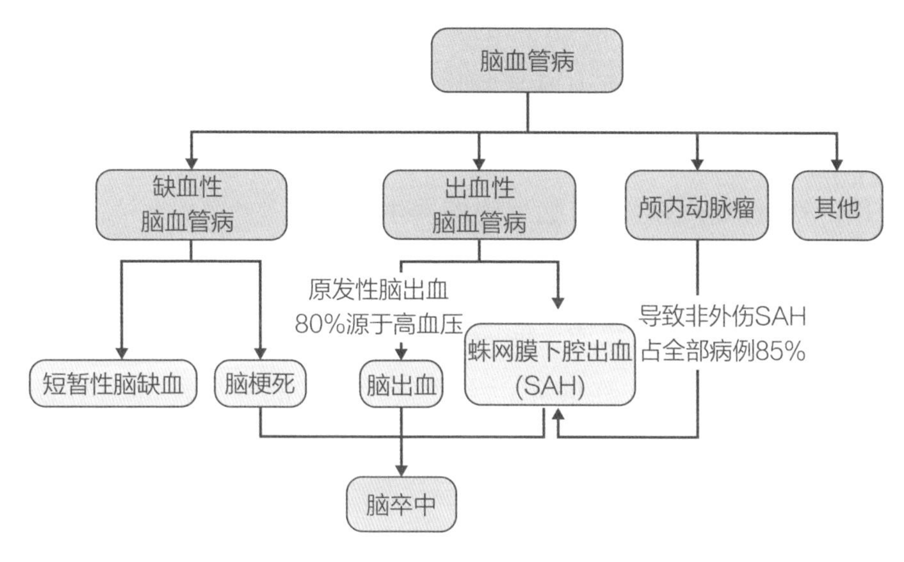

脑血管病的分类

2. 脑血管病是如何发生的

大脑是人体的“中央司令部”，统筹所有信息、发布指令，是消耗能量最多和新陈代谢最活跃的人体器官。虽然它的重量只占到全身重量的 2%，但它的耗氧量占全身总耗氧量的 20%。所以血液循环对大脑来说非常重要，并且大脑对缺血非常敏感。

一般来说超过 6 分钟的缺血、缺氧，就会造成大脑不可逆的改变和坏死。脑梗死就是负责运送氧气和物质的脑血管狭窄、堵塞，从而引起这条线路负责的脑细胞缺血、缺氧坏死。脑出血是负责运送的脑血管线路破裂，导致这条线路后段氧气、血液不足，同时大量涌出的血液压迫、损伤周围的正常脑组织。

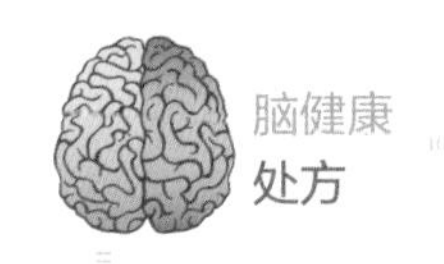

知识扩展

1. 脑卒中是可防可治的吗

大部分脑卒中是可以预防的。我们要纠正错误的观念和改变不健康的生活方式，有意识地避免脑卒中可干预的危险因素。定期进行脑卒中危险因素筛查，及早发现问题，做到早预防、早诊断、早干预，就可以有效地预防脑卒中的发生。

脑卒中发生后，在治疗时间窗内对患者进行包括溶栓治疗和血管内治疗在内的有效救治，能够挽救部分尚未坏死的脑组织，极大地改善患者的预后，降低死亡率和致残率，部分患者可无明显后遗症。

2. 年轻人也会得脑血管病吗

脑血管病已不再是中老年人的“专属”。近年来，随着生活节奏的加快、饮食及生活习惯的变化，青年（< 45 岁）卒中的发病率越来越高。

烟雾病——一种病因不明的慢性脑血管病，好发于年轻人，又称自发性基底动脉环闭塞症或脑底异常血管网病。烟雾病是颈内动脉远端、大脑前动脉及大脑中动脉近端狭窄或闭塞导致的颅底异常毛细血管网形成的脑血管病。其典型症状包括短暂性脑缺血发作、脑梗死、脑出血或上述症状合并出现。

什么是脑梗死

大海（化名）是一名正当红的中年男明星，他在娱乐圈打拼多年，因频繁拍戏，经常熬夜，生活作息极不规律，并且为了维持好身材，常常饮食不规律，再加上工作压力大，血压也升高了，降压药也是隔三岔五想起来才吃。一天，大海在拍摄现场突然感到一侧肢体无力、言语含糊不清，被紧急送往医院后，确诊为脑梗死。焦急的父母赶到医院，一直在问，这么年轻怎么会发生脑梗死呢？

小课堂

1. 什么是脑梗死

脑梗死，也就是“缺血性脑卒中”，指由于脑血管突然堵塞，导致大脑血液供应中断，继而脑组织发生缺血、缺氧、坏死，根据不同的受损部位而表现出的不同神经功能缺损症状。

2. 脑梗死的临床表现有哪些

脑梗死的症状取决于梗死的部位和严重程度。常见的症状包括以下几项。

（1）突然单侧肢体无力或麻木；

（2）突然说话困难或理解障碍；

（3）突然一侧口角歪斜；

（4）突然视物重影、模糊或视力丧失；

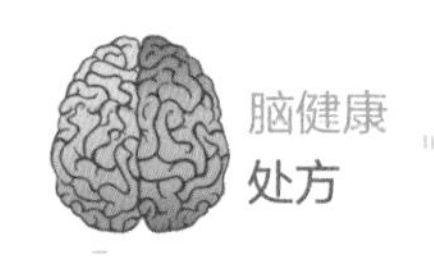

（5）突然头晕，失去平衡或协调能力；

（6）突发严重头痛、呕吐；

（7）突然记忆力减退或性情改变；

（8）突然昏迷。

这些症状通常是突然发生的，若不及时治疗，可能会导致永久性的神经损伤，甚至死亡。

3. 脑梗死是如何发生的

脑梗死最常见的类型是动脉粥样硬化型，常见的危险因素包括高血压、糖尿病、高血脂、冠心病、抽烟喝酒、肥胖少运动以及脑卒中家族史等。这些危险因素长期作用于脑血管，导致血管内皮损伤、斑块形成，最后导致血管硬化狭窄或闭塞，脑组织出现血液循环障碍，急性发作就会出现脑梗死。第二大常见类型为心源性脑栓塞。如果心脏因为各种原因，如心房颤动、心力衰竭、心脏瓣膜病等，使得左心房里面形成了血栓，那么这些血栓在某种情况下脱落，就会随着血流流向全身各处，最常见的就是堵塞脑血管，形成脑梗死。当然，一些其他少见的原因，如血液系统疾病、血管壁本身的病变等，也可导致脑梗死的发生。因此预防脑梗死需要综合管理和长期坚持，控制高血压，保持血压稳定在正常范围内；管理好血脂，降低血液中的胆固醇和甘油三酯水平；严格控制血糖，戒烟限酒、健康饮食、保持适量运动。

4. 脑梗死有哪些有效的治疗方法

脑梗死急性期最主要、最有效的治疗方法包括以下两种。

（1）溶栓治疗：在发病后 4.5 小时内，通过静脉注射溶栓药物，溶解血栓，恢复血流。

（2）机械取栓：在发病 6 小时内，对大血管堵塞的患者，可以通过介入手术取出血栓。

知识扩展

为何越来越多的青年人发生脑卒中

青年脑卒中是指在 18 ~ 45 岁发生的脑卒中，占所有脑卒中的 10% ~ 14%。虽然预后相对较好，但对精神方面的影响较老年脑卒中患者更大。

脑卒中的传统高危因素，如高血压、糖尿病、高血脂、肥胖、吸烟、酗酒等，依然是青年脑卒中的主要风险因素。对高危因素进行管理，可有效预防青年脑卒中的发生。其次，心源性脑卒中占青年脑卒中病因的 1/3，最常见的病因为心房纤颤导致的脑栓塞。另外一些少见病因，如感染性心内膜炎、卵圆孔未闭、颅内外动脉夹层、口服避孕药等在青年脑卒中患者中也不容忽视。

小故事　t-PA：开创急性脑梗死治疗新纪元

詹姆斯·波尔森博士是美国国立卫生研究院（NIH）的一名研究员，他在 20 世纪 80 年代初发现了一种名为组织型纤溶酶原激活物（tissue-type plasminogen activator，t-PA）的蛋白质。t-PA 是一种能够溶解血栓的酶，这一发现为急性脑梗死的治疗带来了新的希望。经过多年的研究和临床试验，t-PA 在 1996 年被美国食品药品监督管理局（FDA）批准用于治疗急性脑梗死。t-PA 的问世被认

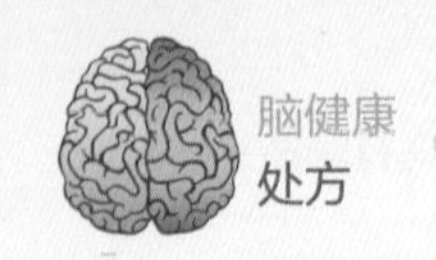

为是脑梗死治疗史上的重大突破，它能够在脑梗死发病后 3 小时黄金时间内溶解血栓，恢复血流，显著提高了患者的存活率和生活质量。波尔森博士的研究不仅挽救了无数脑梗死患者的生命，也激励了医学界继续探索和攻克脑血管病。

什么是短暂性脑缺血发作

李先生今年 58 岁，平时工作繁忙，生活压力大，且长期吸烟。某日，他突然感到左侧肢体不能动弹，同时出现说话不清楚的情况。这些症状在持续了大约 10 分钟后得到缓解。李先生以为只是疲劳所致，并未在意。然而，几周后，他又出现了类似的症状，且这次持续了将近半小时。在家人的催促下，李先生前往医院进行检查，被诊断为短暂性脑缺血发作。

小课堂

1. 什么是短暂性脑缺血发作

短暂性脑缺血发作（transient ischemic attack，TIA）是一种急性脑血管病，表现为突然的、短暂的脑组织或视网膜缺血，从而引发的神经功能障碍。症状持续时间短暂，一般数分钟至数小时，通常不超过 24 小时，不留后遗症。TIA 是缺血性脑卒中的高危信号，大量研究显示，TIA 患者在发病近期有很高的脑卒中发生风险。

2. 短暂性脑缺血发作的危害

虽然症状短暂，但 TIA 是一个严重的健康警告。TIA 患者需要紧急医疗干预，以降低未来发生脑卒中的风险。此外，TIA 反复发作可导致情感和记忆力等高级脑功能受损，从而发展为痴呆。

3. 短暂性脑缺血发作的常见症状有哪些

了解 TIA 的症状至关重要，常见症状包括突发的肢体失去力量、不能说话、面部歪斜、视力问题等。一旦出现这些症状，应立即就医。

4. 短暂性脑缺血发作该如何治疗

TIA 的治疗包括病因治疗和药物治疗。病因治疗主要是控制引起 TIA 的基础疾病，比如控制高血压、糖尿病、高脂血症等基础疾病，同时要保持良好的生活习惯，如戒烟、限酒、低盐低脂饮食、适量运动等，这些均有助于降低 TIA 的复发风险。药物治疗可能包括服用抗血小板聚集药物、抗凝药物等，以预防血栓形成和减少 TIA 复发的风险。非药物治疗包括手术治疗（如血管成形术、血管支架植入术等）。

知识扩展

短暂性脑缺血发作的定义

TIA 的定义经历了演变。最初，TIA 的定义基于症状持续时间不超过 24 小时。然而，随着医学影像技术的发展，现在更强调无论症状持续时间如何，只要没有急性脑梗死的证据，就可以诊断为 TIA。

TIA 的病因复杂多样，包括血流动力学改变，血管狭窄、硬化、微栓子形成等。其临床表现多种多样，取决于病变血管的部位。

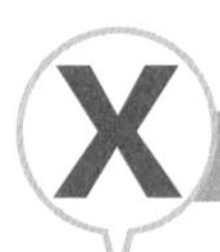

误区解读

1. 短暂性脑缺血发作不严重，可以忽视

这是一个非常危险的误区。TIA 虽然症状短暂，但往往是脑卒中的前兆。因此，一旦出现 TIA 的症状，就应立即就医，接受专业医生的评估和治疗。

2. 短暂性脑缺血发作的症状消失后，就不需要就医了

一个常见的误区，就是认为 TIA 症状自行缓解就不需要就医。然而，即使症状消失，TIA 患者也需要立即接受医疗评估和治疗，因为它显著增加了未来发生脑卒中的风险。医生可以通过检查确定是否发生了 TIA，评估患者的脑卒中风险，并制订相应的预防和治疗措施。

3. 只有老年人才会有短暂性脑缺血发作

虽然 TIA 在老年人中更为常见，但年轻人也可能受到影响。高血压、糖尿病、高胆固醇、吸烟、肥胖、心脏病和家族病史等危险因素都可能增加年轻人患 TIA 的风险。因此，年轻人也应关注自己的健康状况，积极预防 TIA。

通过提高对 TIA 的认识，及时识别症状，并采取适当的预防和治疗措施，可以显著降低脑卒中的风险，保护人们的健康。

什么是蛛网膜下腔出血

李先生今年45岁，是一名出租车司机，平时工作压力大，经常熬夜。他最大的爱好就是每天和朋友们一起喝点儿小酒，一天不喝都难受。最近，李先生感到头疼得厉害，就像有东西在脑袋里炸开一样，疼得他直冒冷汗。他以为只是普通的感冒，吃了点儿止痛药就继续开车了。没想到，第二天早上，李先生突然晕倒在路边，不省人事。到医院后，被医生诊断为蛛网膜下腔出血。李先生和家人都吓坏了，他们不明白，平时身体还算健康的人，怎么会突然得这种病呢？

小课堂

1. 什么是蛛网膜下腔出血，它是如何发生的

我们的脑组织和脊髓外面有三层膜，从外到内分别是硬脑膜、蛛网膜和软脑膜。蛛网膜下腔出血，顾名思义，就是指脑部血管破裂，血液流入蛛网膜下腔造成的一种出血性脑卒中。它主要由两种情况引起：①动脉瘤性蛛网膜下腔出血：这是最常见的原因。脑动脉瘤是指脑血管壁上的异常膨出，像气球一样，一旦破裂就会导致出血。②非动脉瘤性蛛网膜下腔出血：这可能与脑血管畸形、血液疾病、肿瘤等因素有关。

2. 如何预防蛛网膜下腔出血

由于脑动脉瘤是导致蛛网膜下腔出血的主要原因，因此预防措施主要针对动脉瘤的管理，包括①控制血压：高血压是动脉瘤形成和破裂的重要危险因素，保持血压的稳定至关重要；②戒烟限酒：吸烟和酗酒都会损害血管健康，增加动脉瘤风险；③定期体检：对于有蛛网膜下腔出血家族史、高血压等的高危人群，建议定期进行脑血管病筛查，以便早期发现动脉瘤，并及时采取干预措施。

蛛网膜下腔出血是一种严重的疾病，但并非无法预防。通过了解相关知识、保持健康的生活方式和定期体检，我们可以降低发病风险，守护脑部健康。

知识扩展

蛛网膜下腔出血有哪些症状

蛛网膜下腔出血是一种严重的脑血管病，其症状往往突然而剧烈，需要及时的诊断和治疗。以下是一些常见的蛛网膜下腔出血症状，可供大家更好地了解和识别这种疾病。

（1）剧烈头痛：蛛网膜下腔出血最常见的症状之一是剧烈的头痛，常被患者描述为“雷击般的疼痛”。这种头痛通常突然发生，强度很大，有时甚至会使人晕厥或失去意识。头痛可能位于头部的任何部位，但通常较为集中在头的后部或颈部。

（2）恶心呕吐：蛛网膜下腔出血还常伴随着恶心和呕吐。这些症状可能是由于颅内压力增高或神经系统受损所致。患者可能会感到极度不适，甚至无法进食或饮水。

（3）颅内压增高症状：由于蛛网膜下腔出血导致颅内压增高，患者可能出现一系列颅内压增高症状，包括头昏、眩晕、视物模糊、耳鸣、瞳孔不等大、意识障碍等。这些症状的严重程度取决于出血的程度和位置。

（4）神经功能障碍：除了头痛和颅内压增高，蛛网膜下腔出血还可能导致神经功能障碍。这些障碍包括偏瘫（一侧肢体无力）、偏盲（一侧视力丧失）、语言障碍、感觉异常等。这些症状可能是由于出血压迫了周围的脑组织或损伤了神经系统所致。

（5）意识障碍：在严重的情况下，蛛网膜下腔出血可能导致意识障碍，甚至昏迷。这通常是由于大量出血、颅内压增高，影响了脑干和大脑皮层的功能所致。

蛛网膜下腔出血的症状具有突然性和严重性，如果您或您身边的人出现了以上症状，请立即就医。及早诊断和治疗可以显著提高患者的生存率和生活质量，避免不必要的并发症。记住，对于脑血管病，时间就是生命，及早干预至关重要。

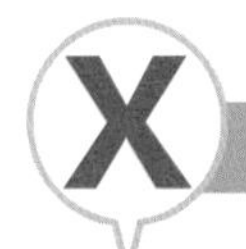

误区解读

蛛网膜下腔出血只会发生在老年人身上

事实上，虽然蛛网膜下腔出血在老年人中较为常见，但它并不是一种专属于老年人的疾病。年轻人也有可能患上蛛网膜下腔出血，尤其是在头部受伤或有脑动脉瘤等高危因素存在时。因此，年轻人也应该重视脑血管健康，注意预防和及时治疗可能存在的危险因素，以减少蛛网膜下腔出血的发生概率。

什么是动脉粥样硬化性脑梗死

李先生是一位50岁的办公室职员，最近开始频繁出现头痛、眩晕和思维不清等症状，这些症状引起了他的注意。他选择去医院及时就医，经过检查和诊断确认患有脑梗死。医生告知他，这种脑梗死是由动脉粥样硬化引起的，这种疾病常导致脑部血液供应不足，进而影响神经功能。医生还说，动脉粥样硬化性脑梗死的特点在于动脉壁的异常增厚和弹性减弱，最终导致血管阻塞或血栓形成。这种情况需要及时治疗，以避免进一步的神经功能损害和其他严重后果。

小课堂

动脉粥样硬化性脑梗死的成因与危险因素

动脉粥样硬化性脑梗死是一种由动脉硬化引起的严重脑血管病。动脉粥样硬化在发展过程中会使动脉血管壁变得异常增厚和失去弹性，逐渐形成动脉斑块，最终可能导致血管内膜的狭窄，甚至闭塞。当血管供血不足时，脑部神经细胞就会因缺氧而受损，这种病理过程就是动脉粥样硬化性脑梗死的基本机制。

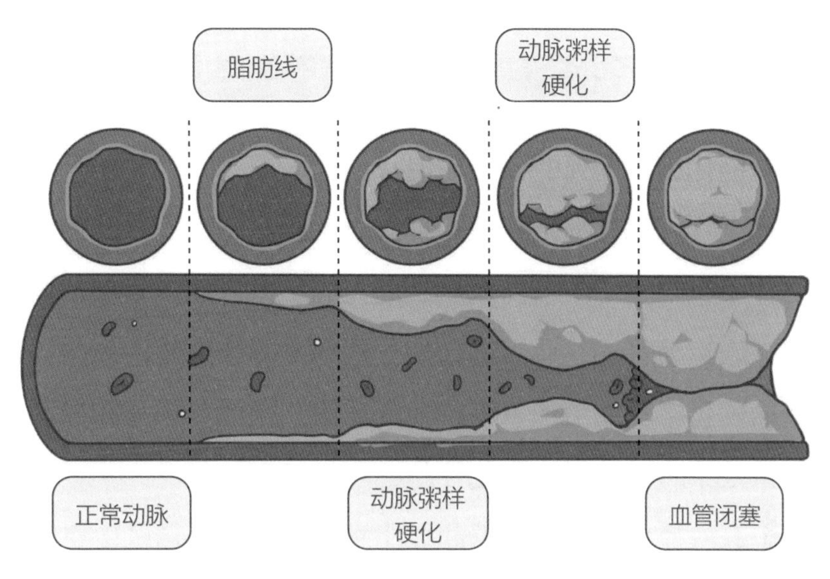

血管动脉粥样硬化过程

动脉粥样硬化性脑梗死可能的危险因素包括长期的高血压、高血脂，以及生活中的不良习惯，如吸烟和缺乏运动。这些因素会逐步损伤血管内皮细胞，促进动脉粥样硬化的发展，增加患脑梗死的风险。

动脉粥样硬化性脑梗死的临床表现多样，早期可能只有轻微的头痛、头晕或记忆力减退等症状，如果不及时干预，严重时可引发肢体瘫痪、失语，甚至昏迷等严重后果。因此，对于高危人群，特别是中年人群，要时刻注意动脉粥样硬化性脑梗死的预防和早期诊断。采取措施如定期体检、保持良好的饮食习惯、进行适量体育锻炼和戒烟限酒等，调整生活方式，有助于减少动脉粥样硬化的发生和发展，从而降低患上脑梗死的风险。

知识扩展

动脉粥样硬化性脑梗死的预防与治疗

动脉粥样硬化性脑梗死是一种常见的脑卒中类型，其危险因素多种多样，包括但不限于高血压、高血脂、糖尿病、吸烟、饮酒过多以及缺乏运动等。这些因素长期作用，会导致血管内皮的损伤和血管壁的硬化，从而增加患脑梗死的风险。因此，预防和控制这些危险因素是预防动脉粥样硬化性脑梗死的基石。

为了有效控制血压、血糖和血脂水平，应该遵循医生建议，合理用药，并进行定期的身体检查。此外，减少吸烟和饮酒，增加日常活动量，都是控制这些危险因素的重要措施。一旦确诊为动脉粥样硬化性脑梗死，应根据病情的严重程度制订治疗方案。轻中度病例可能采用药物溶栓治疗等方法，以恢复或改善脑部供血。对于重度和极重度病例，可能需要紧急手术治疗，以解除血管阻塞。

除针对性的药物治疗和手术治疗外，物理治疗和生活方式调整也是重要的辅助治疗措施。物理治疗包括康复训练，如肢体运动、语言训练等，以帮助患者恢复功能。生活方式调整则涉及饮食结构的改变、规律的身体锻炼和减少应激压力等，以促进身体恢复和预防复发。

误区解读

动脉粥样硬化性脑梗死只与体重和饮食有关

虽然体重和饮食习惯是影响动脉粥样硬化性脑梗死发生的重要

因素之一，但这并不是唯一的决定性因素。动脉粥样硬化性脑梗死的发生与多种因素密切相关，包括高血压、高脂血症、糖尿病、吸烟、饮酒过多、缺乏运动等。这些因素在长期作用下，会损伤血管内皮细胞，促进动脉粥样硬化的发展，从而增加脑梗死的发生风险。

此外，个体的遗传因素也对动脉粥样硬化性脑梗死的易感性有一定影响。某些家族中可能存在与血管健康相关的不利因素，这需要在预防和治疗策略中加以考虑。

因此，要全面预防动脉粥样硬化性脑梗死，除保持适当的体重和健康的饮食习惯外，还需重视其他多种危险因素的控制和管理。个性化的健康管理计划，结合定期体检和医生的指导，对于降低患病风险和改善生活质量至关重要。

什么是腔隙性脑梗死

某医院急诊科接诊了一名68岁的女性患者，主诉言语不清伴右侧肢体无力，症状持续数小时。查体发现患者言语欠清晰，右侧肢体稍力弱。既往有高血压、糖尿病病史。头颅磁共振检查示左侧基底节区腔隙性脑梗死。该患者得的是什么病呢？

小课堂

1. 什么是腔隙性脑梗死

腔隙性脑梗死是一种常见的缺血性脑梗死，占所有脑卒中病例的20%～30%。腔隙性脑梗死是指大脑半球或脑干深部的小穿通动

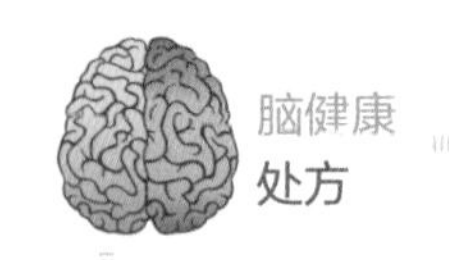

脉闭塞，导致供血动脉脑组织发生缺血坏死，形成直径为 1.5 ~ 2.0 厘米的梗死灶，可呈多发性，小梗死灶仅稍大于血管管径。坏死组织被吸收后，可残留小囊腔。

2. 腔隙性脑梗死有哪些症状

大脑深部的基底节区和脑干是许多神经纤维束走行的重要通路，也是实现大脑与躯体神经联系的桥梁。如果腔隙性脑梗死发生在这些通路上，就会造成某些神经传导的阻断，产生运动、感觉或语言障碍等方面的症状。由于腔隙很小，有时单纯影响运动纤维或感觉纤维，因此出现纯运动性轻偏瘫，或者仅出现没有偏瘫的半身感觉障碍。但是，并不是所有发生的腔隙都会产生症状，只有那些累及重要神经通路或神经结构的腔隙才会有表现，如果未累及重要的神经通路或神经结构，腔隙也可以没有任何症状。

一般症状有头晕头痛、肢体麻木、眩晕、记忆力减退、反应迟钝、抽搐、痴呆，无意识障碍，精神症状少见。主要临床体征为舌头僵硬、说话速度减慢、语调语音变化、轻度的面瘫、偏侧肢体无力或感觉障碍，而共济失调则少见。

知识扩展

引起腔隙性脑梗死的原因有哪些

（1）老龄 / 高龄：腔隙性脑梗死常见于老年人，特别是那些存在高血压、高血脂、糖尿病等心血管危险因素的人群。

（2）高血压：高血压在腔隙性脑梗死患者中的发病率为 45% ~ 90%。长期高血压造成脑内小动脉血管壁变性、管腔变窄，在某种血流动力学因素或血液成分变化的诱导下发生小动脉闭塞。

（3）血管病变：动脉硬化就是常见的血管病变，与腔隙性脑梗死关联紧密。随着动脉硬化的进展，动脉壁逐渐变厚，脂质沉积，导致动脉狭窄或阻塞，进而引发腔隙性脑梗死。

（4）糖尿病：糖尿病可导致远端肢体、肾脏、视网膜、周围神经和脑神经的小动脉梗死性病变，患糖尿病时血的凝固性和黏度增高、血小板黏附性增强。与高血压一样，如血糖控制不好，往往会引起严重的并发症，主要和多发性腔隙性脑梗死有关。

（5）心脏病：如心房颤动或心脏瓣膜病变，心脏内血栓脱落，堵塞小动脉。

（6）个人生活习惯：比如抽烟、喝酒、缺乏运动、熬夜等，都可能会对脑部血管造成不良影响，从而引起腔隙性脑梗死。

（7）其他因素：比如药物因素，长期滥用精神类药物可能会增加腔隙性脑梗死的发病率；再比如遗传因素，如果有脑卒中家族史，则患腔隙性脑梗死的风险也会增加。

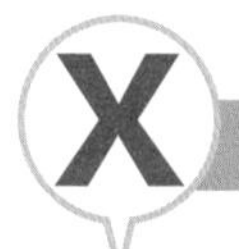

误区解读

腔隙性脑梗死不严重

腔隙性脑梗死，通常被认为是较小范围的脑梗死，且多数情况下不会引起显著的临床症状，但其严重程度取决于多种因素，包括梗死的位置、大小，以及个体的整体健康状况。相对于其他类型的脑梗死，腔隙性脑梗死通常具有较好的预后，因为它通常不会引起大片脑组织的坏死。

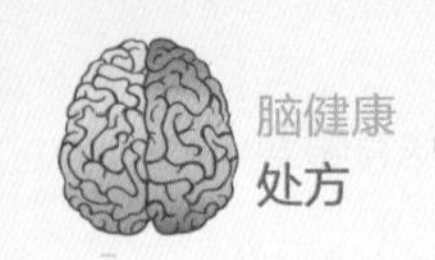

然而，即使是较小的脑梗死也可能导致一系列严重的神经系统症状，如轻度运动或感觉障碍、认知功能下降、言语障碍等，这可能对患者的生活质量和日常功能造成影响。此外，腔隙性脑梗死也可能是其他更广泛脑血管病的先兆，如脑动脉硬化、血栓形成等。虽然单一的腔隙性脑梗死很少造成昏迷那样严重的后果，但由于弥漫性脑小动脉病变已形成，故可继续出现新的梗死灶，形成多发性腔隙。这种腔隙性脑损害的累积和叠加，会造成更广泛的脑功能障碍，甚至会导致血管性痴呆。

因此，尽管腔隙性脑梗死的梗死范围 / 体积相对较小，但也需要及时进行诊断和治疗，以防止其进一步发展并减少可能的后遗症。同时，控制和管理患者的心血管危险因素也是非常重要的，可以预防将来发生更严重的脑血管事件。

什么是脑淀粉样血管病

今年75岁的张大爷是一位退休教师。最近几个月，张大爷经常感觉头晕，记忆力也大不如前，有时候连熟悉朋友的名字都记不起来。家人观察到他在日常生活中出现越来越多的记忆问题和注意力不集中的情况，因此决定带他去医院进行全面检查。经过医生的详细检查和各项测试，最终张大爷被确诊为脑淀粉样血管病。脑淀粉样血管病的确诊让张大爷和家人感到担忧，他们开始寻求关于这种疾病的更多信息，希望能够更好地理解和应对张大爷的健康挑战。

小课堂

1. 什么是脑淀粉样血管病

脑淀粉样血管病（cerebral amyloid angiopathy，CAA）是一种影响脑血管的疾病，其特征在于脑血管壁上沉积了淀粉样蛋白。这些蛋白的积累会渐渐损伤血管结构，使其变得脆弱和容易破裂，从而增加出血性脑卒中的风险。尽管脑淀粉样血管病主要发生于老年人群，但也有年轻人发病的报道。

2. 脑淀粉样血管病有哪些主要症状

脑淀粉样血管病的症状多种多样，常见的包括头痛、头晕、视力问题、记忆力减退以及认知功能下降。在病情加重的情况下，还可能出现严重的出血性脑卒中，表现为突然的剧烈头痛、视力障碍、言语不清或肢体无力等症状。这些症状的严重程度可以因个体而异，但都需要及时的医疗干预和治疗。

3. 怎样诊断脑淀粉样血管病

诊断脑淀粉样血管病通常需要通过影像学检查，如头颅磁共振成像（MRI）或计算机断层扫描（CT），来观察脑血管和颅内病灶的具体状况。这些检查有助于医生评估淀粉样蛋白的沉积情况及其对血管的影响程度。此外，血液检查也可用于从一定程度上排除其他导致类似症状的潜在疾病，以确保诊断的准确和治疗方案的制订。

对于脑淀粉样血管病的患者及其家人来说，理解疾病的本质和相关症状至关重要。早期的诊断和有效的管理可以帮助延缓病情进展，并提高患者的生活质量。因此，定期的医疗监测和遵循医生的治疗建议尤为重要，以确保病情得到有效控制和管理。

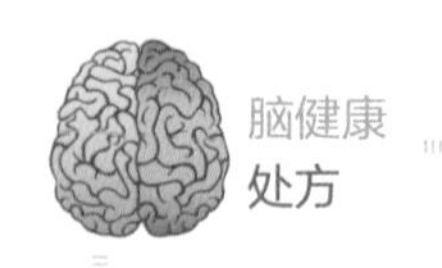

知识扩展

1. 淀粉样蛋白是如何影响脑血管的

淀粉样蛋白在脑血管中的沉积是脑淀粉样血管病发展的关键因素。这种蛋白本应是身体中一种自然的产物，但在某些异常情况下，它会在脑血管壁内聚集形成沉积物。随着沉积物的增加，血管的结构逐渐受损，变得脆弱且容易发生破裂。这种结构性损害使得血管失去了正常的弹性和支持力，从而增加了出血性脑卒中的风险，这是脑淀粉样血管病主要的临床表现之一。

2. 脑淀粉样血管病可以预防吗

目前，尚无已知方法可以完全预防脑淀粉样血管病的发生。然而，健康的生活方式和有效的健康管理可以降低患脑卒中的风险。维持健康的血压、胆固醇水平和血糖水平是预防心血管疾病的基本措施，也对降低脑淀粉样血管病的发病风险具有重要意义。此外，积极控制其他潜在的危险因素，如不良的饮食习惯和缺乏运动等，也有助于维护血管健康，减少患病的可能性。

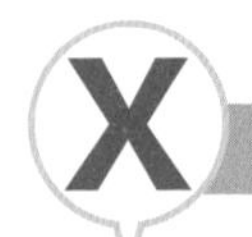

误区解读

脑淀粉样血管病是一种遗传疾病

不一定。当人们听到脑淀粉样血管病时，很容易误认为这是一种遗传疾病，而实际情况可能更为复杂。尽管家族遗传因素在某些患者中可能起到作用，但并非所有患者都存在明显的家族病史。

此外，许多人可能误以为脑淀粉样血管病的发病率非常高。虽然这种疾病的确在一些特定人群中较为常见，但在整体人口中的患病率并不是很高。因此，过度担心或过度预防这种疾病可能是不必要的，更重要的是保持健康的生活方式和定期体检，以预防和及早发现各类慢性疾病的风险。

什么是脑出血

张先生是一位忙碌的城市白领，平时工作压力大，经常熬夜加班，很少有时间锻炼。他认为自己只是有点高血压，偶尔头痛是正常的，没必要过于担心。近期，张先生经常感到头晕和偏头痛，但他以为这只是普通的偏头痛，便常常自行服用止痛药。直到一天，他突然在办公室晕倒，被紧急送往医院，诊断为脑出血。这个突如其来的事件让他和他的家人都大吃一惊。原来，长期的高血压和不健康的生活方式已经使他成为脑出血的高风险人群。

小课堂

1. 什么是脑出血

脑出血是血液因为血管破裂而流入脑组织中的情况。这通常与高血压、血管畸形或血管炎症有关。高血压导致的脑出血尤其常见，因为持续高血压会逐渐损害脑血管，使血管变薄，易于破裂。

2. 脑出血有哪些常见症状

脑出血的症状可能会突然发生，包括剧烈头痛、恶心和呕吐、意识障碍（如昏迷）、视力障碍、语言障碍及肢体无力或麻木。这些症状通常非常突然，严重程度取决于出血位置和出血量。

3. 脑出血的治疗方法有哪些

脑出血的治疗取决于出血的位置和严重程度。轻微或中度的脑出血可能只需要药物治疗和严密监控。对于严重的脑出血，可能需要进行手术来移除血块和减少脑内压力。康复治疗也是治疗的一部分，包括物理治疗、言语治疗等，帮助患者恢复功能。

4. 如何预防脑出血

预防脑出血的关键在于控制血压和保持健康的生活方式。此外，定期医疗检查可以早期识别风险因素，如血管畸形或动脉瘤。避免吸烟和过量饮酒，保持适度的体重和活跃的生活习惯，以及合理饮食，都是预防脑出血的有效方式。

知识扩展

脑出血后的多维管理

脑出血的后期管理和预后取决于多种因素，如出血的位置、体积以及患者的整体健康状况。一部分患者在经历脑出血后可能会留下永久的身体或认知功能损伤，而另一些人则可能通过积极的康复训练恢复到接近正常的生活状态。此外，脑出血患者在康复期间可能面临多种挑战，包括语言障碍、情绪问题及身体功能的部分丧失。康复团队通常包括神经科医生、康复医师、物理治疗师、言语治疗师和职业治疗师。这些专业人员会根据患者的具体情况制订个性化的康复计划。除了医疗干预，患者的社会支持系统——家庭、朋友和社区——也发挥着重要作用，他们的支持对患者的情绪和物理康复非常关键。对于脑出血患者来说，了解疾病的潜在触发因素和保持积极的生活态度是康复过程中不可或缺的一部分。

误区解读

高血压不是疾病，只需偶尔测量血压，并在血压过高时临时服用降压药即可

这种看法是错误的。高血压是一种潜在的严重健康问题，如果不进行持续管理，可能导致心脏病、脑卒中、脑出血等严重疾病。单次血压测量结果并不能准确反映一个人的血压状况，临时服用降压药也无法有效控制血压或防止其长期对身体造成损害。正确的做法是定期监测血压，并根据医生的建议，采取包括服用维持性降压药、改善生活方式等综合措施来长期管理血压。这样不仅可以有效控制血压，还可以显著降低因高血压引起的各种健康风险。

什么是急性和亚急性硬脑膜下血肿

退休的李阿姨在外出散步时不慎摔倒，头部受到了撞击。由于当时只是有些轻微的头痛，李阿姨并未在意。然而，一周后，李阿姨感到头痛加剧，伴有恶心，甚至话也说不清楚了。家人立即将她送往医院。经过检查，医生考虑李阿姨的症状是由外伤后亚急性硬脑膜下血肿导致的。经过一段时间的治疗和康复，李阿姨的症状得到了明显的改善。这一事件提醒我们，老年人摔倒后头痛需考虑硬脑膜下血肿的可能，应及时就医诊疗。

小课堂

1. 什么是急性和亚急性硬脑膜下血肿

大脑的脑膜可分为三层，由内向外为软脑膜、蛛网膜和硬脑膜。颅内出血积聚于硬脑膜与蛛网膜之间成为硬脑膜下血肿。根据血肿形成时间的不同来划分急性和亚急性硬脑膜下血肿。急性硬脑膜下血肿是指血肿形成在 3 天以内的，而亚急性硬脑膜下血肿则是指血肿形成在 3 天 ~ 3 周的。

2. 什么情况下容易发生急性和亚急性硬脑膜下血肿

急性和亚急性硬脑膜下血肿大多数容易在车祸事故、跌落摔倒等导致头部受到外伤撞击的情况下发生。尤其是对于老年人而言，因日常的跌倒导致头部受伤，需要警惕硬脑膜下血肿的可能。另外，少数患者也会因为服用抗凝剂，在血管受到轻微外伤时，可能发生急性硬脑膜下血肿。此外，本身存在脑血管病变（如动脉瘤破裂）的患者也有可能出现自发性的急性硬脑膜下血肿。

3. 如何治疗急性和亚急性硬脑膜下血肿

对于症状较轻、血肿量较小的患者可以选择通过保守治疗，使得血肿自行吸收。而对于大多数症状较重的患者而言，需要尽早进行抢救并实施手术治疗清除颅内的血肿。早期，可以通过脱水药（甘露醇等）和手术治疗（如颅内血肿清除术、钻孔引流术、去骨瓣减压等）的方式来迅速减轻颅内压力，解除脑组织受压。后期，根据患者具体的症状，必要时可进行康复治疗辅助相应语言、肢体功能等方面的早期恢复。

知识扩展

不及时治疗急性或亚急性硬脑膜下血肿，有哪些后果

如果不及时进行治疗，大量的急性或亚急性硬脑膜下血肿会导致患者病情进一步加重，出现持续性昏迷，甚至死亡，严重影响生活质量、减少寿命。其他常见的并发症，包括①脑疝：大量的硬脑膜下血肿会使颅内压力增加，挤压和推动脑组织，使其偏离正常位置，发生脑疝，可危及患者生命；②反复出血：对于老年患者而言，再次出血的风险较高，需密切观察病情变化；③癫痫发作（突然发作的肢体抽搐，可伴有意识丧失、舌咬伤或大小便失禁等症状）：急性或亚急性硬脑膜下血肿因颅内出血位置的特殊性，也可能使患者出现癫痫发作，如果不尽早及时干预，癫痫持续发作，可对脑组织产生不可逆的损伤，严重时可危及生命；④神经功能受损：出现肢体偏瘫或失语（不能说话或者无法理解话语）等神经功能受损的症状。

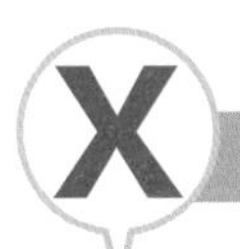

误区解读

老年人摔倒后头痛不要紧

此说法错误。老年人经常认为摔倒后出现头痛不要紧，过几天就好了。当老年人摔倒后，短期内出现头痛等不适症状，需要警惕

颅脑外伤后出现急性或亚急性硬脑膜下血肿的可能，应及时就医诊疗，不可掉以轻心。

什么是慢性硬脑膜下血肿

孙大爷经常锻炼身体，1 个月前不小心绊了一跤，摔倒在地，当时除了腿有点擦破皮，没有其他不舒服，就没有在意。1 周前孙大爷开始出现头痛，并逐渐加重，同时白天也不再愿意活动，老是睡觉。家人觉得不对，把他送到医院就诊，头部 CT 检查发现左侧慢性硬脑膜下血肿，医生做了钻孔引流手术。术后孙大爷的症状缓解。医生说幸亏他及时到医院看病了，不然可能会有生命危险。孙大爷为什么会出现慢性硬脑膜下血肿？它能治疗或者预防吗？

小课堂

1. 什么是慢性硬脑膜下血肿

慢性硬脑膜下血肿是老年人常见的神经外科疾病，男性更常见。它是脑表面血管破裂导致血液聚集在硬脑膜下腔形成的慢性血肿。血肿开始较小，可能并不引起症状，但大多数慢性硬脑膜下血肿会缓慢增大，从而逐渐引起头痛、肢体活动障碍、意识改变等表现，严重时可危及生命。多数慢性硬脑膜下血肿患者有头部外伤史，需要注意的是部分患者无明显外伤史，但可能长期使用抗凝药（如华法林等）和抗血小板药（如阿司匹林），或存在凝血功能障碍（如血小板减少）等。

2. 如何治疗慢性硬脑膜下血肿

（1）手术治疗：对出血量大、症状明显的患者通常首选手术治疗。钻孔引流术是临床上最常采用的手术方案，它具有创伤小、效果好、花费少、恢复周期短等特点。多数手术治疗患者恢复良好。

（2）药物治疗：除积极的手术治疗外，对于部分血肿量少、无明显临床症状或无法耐受手术的慢性硬脑膜下血肿患者，也可考虑药物治疗。

（3）脑膜中动脉栓塞术：是一种新兴的微创血管内治疗方式，其可通过阻断血肿的血液供应，从根本上解决疾病复发问题。它可作为外科手术的辅助治疗，也可作为轻症患者的独立治疗。

3. 怎样预防慢性硬脑膜下血肿

（1）良好生活习惯：规律休息，避免过度饮酒和吸烟，保持情绪稳定及大便通畅。

（2）避免头部外伤：日常活动或者锻炼时，改变体位要缓慢，避免头部磕碰外伤；对于行动不便者，家属需要注意看护，防止摔伤，特别是因为心脑血管疾病服用抗凝或抗血小板药物的老年人。

（3）高危患者筛查：有头部外伤或可疑外伤者，特别是老年人，建议受伤时或伤后 3 周左右，进行头部 CT 检查，及时明确有无硬脑膜下血肿。

知识扩展

慢性硬脑膜下血肿有哪些药物治疗方式

药物治疗可分为缓解症状的治疗和促进血肿吸收的治疗，它是一种简便易行且痛苦较小的治疗手段，但治疗期间需严密监测症状变化，如果症状逐渐加重或持续不缓解，需考虑改为手术治疗。

（1）缓解症状的治疗：头痛在慢性硬脑膜下血肿患者中很常见，严重时可影响患者睡眠及情绪，需要使用止痛药物（如布洛芬、对乙酰氨基酚）或者降低脑内压力的药物（如甘露醇、甘油果糖）缓解患者症状；对于存在抽搐发作的患者，需要使用抗癫痫药物，避免反复抽搐发作继发的脑损伤。

（2）促进血肿吸收的治疗：小剂量阿托伐他汀可以促进血肿吸收，特别适合存在手术治疗禁忌的患者；同时，此治疗还可以预防手术治疗患者的血肿复发，从而增加患者恢复的可能性。

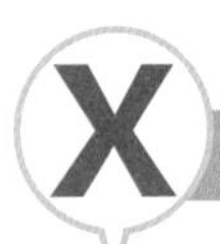

误区解读

轻微脑外伤不会有什么隐匿风险

脑部轻微磕碰后没有不适不代表真的没有问题，特别是老年人。

老年人由于存在脑萎缩，脑组织与颅骨的距离增大，导致脑组织在颅腔内可移动的空间增大，轻微的脑外伤就能造成脑表面血管撕裂而出血，血液缓慢在硬脑膜下腔聚集，最终会出现临床症状。因此，轻微磕碰后要第一时间到医院就诊，做检查明确有无颅内出血。即使当时没有发现问题，之后的3周内也要仔细观察有无新发头痛、步态不稳、睡眠增多的表现，如果出现上述症状，要及时到医院复查，除外颅内出血。即便一直没有不舒服，也建议伤后3周左右复查颅脑CT，最终明确有无慢性硬脑膜下血肿。做这些都是为了尽快发现硬脑膜下血肿，越早发现越早治疗，恢复的可能性越大。

什么是脑动脉瘤

张先生是一位中年企业家，平时忙于工作，常常忽视自己的健康状况。一天，他突感头部剧痛，仿佛被重锤击中，伴随着剧烈的恶心和呕吐。他以为是普通的头痛，便吃了些止痛药，但症状并未缓解。随后，他的视力也开始模糊，甚至出现了短暂的失明。家人和秘书急忙将他送往医院。经过检查，医生告诉张先生，他患有脑动脉瘤，并且已经破裂出血。这个突如其来的消息让张先生感到震惊和恐慌。那么，什么是脑动脉瘤？它为何如此危险呢？

小课堂

1. 脑动脉瘤是如何形成的

脑动脉瘤是由于脑动脉壁局部薄弱或受损，导致动脉壁异常凸起或扩张形成，类似一个薄弱的“气球”，可能由先天性因素、动脉硬化、感染或外伤等多种原因引起。脑动脉“瘤”并非真正意义上的肿瘤，它不会如恶性肿瘤般向周围组织扩散，但由于其位置的特殊性，一旦发生破裂，后果将十分严重。

2. 脑动脉瘤有哪些症状

脑动脉瘤的症状因其大小、位置和是否破裂而有所不同。在体积较小且未破裂的情况下，通常不会有症状，或仅表现为头痛、视力下降，剧烈运动时出现轻微头晕等不适。然而，当动脉瘤体积增大时，常常会突然出现头痛等不适；若动脉瘤破裂则会导致蛛网膜下腔出血，患者会突然感到剧烈头痛、恶心、呕吐、视物模糊，甚至意识丧失。

3. 如何诊断脑动脉瘤

诊断脑动脉瘤主要通过影像学检查，如 CT 血管造影（CTA）、MR 血管成像（MRA）或脑血管造影等。这些检查可以清晰地显示动脉瘤的大小、位置、数目和形态。

4. 脑动脉瘤有哪些治疗方法

脑动脉瘤的治疗方法主要包括手术治疗和介入治疗。手术治疗如动脉瘤夹闭术，可以直接切除或夹闭动脉瘤；介入治疗如动脉瘤栓塞术，通过血管内操作阻断动脉瘤的血液供应，达到治疗效果。

知识扩展

1. 脑动脉瘤可以预防吗

脑动脉瘤在一定程度上是可以预防的。虽然脑动脉瘤的确切发生原因尚不完全清楚，但已知一些因素可以增加其发生的风险。通过控制这些风险因素，可以降低脑动脉瘤的发病率。

预防脑动脉瘤，首先要养成健康饮食习惯，包括保持低盐、低脂、高纤维的饮食习惯，少吃油腻、高热量、高脂肪的食物。其次，控制高血压、高脂血症等慢性疾病，定期监测血压、血糖和血脂水平，并遵医嘱服药。此外，适度运动、保持正常体重、戒烟限酒等也是预防脑动脉瘤的重要措施。对于有家族史或高危因素的人群，应定期进行脑部影像学检查，以便早期发现和治疗。

2. 脑动脉瘤的介入手术是如何实现的

脑动脉瘤介入手术是通过导管进入血管内对动脉瘤进行治疗的一种方法，也是一项高度专业化的医疗操作。首先，患者接受局部或全身麻醉，医生在患者大腿内侧的股动脉处穿刺并建立介入治疗的通道。随后，通过导管向血管内注入造影剂，这是一种特殊的液体，能在 X 线下清晰地显示血管和动脉瘤的轮廓。随后，根据动脉瘤类型和位置选择合适的治疗方法，如使用弹簧圈填塞动脉瘤，这种方法能够阻止血液继续流入动脉瘤，从而降低其破裂的风险。整个手术过程需要医生精细操作，同时，医生还会密切监测患者的生命体征，确保手术的安全和顺利进行。

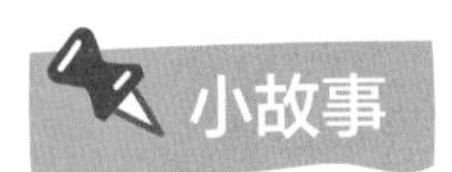

脑动脉瘤的历史与医学诊疗进展

古希腊时期，著名的医学家希波克拉底描述了一组患者的症状，包括突发头痛、跌倒、失语和呼吸困难，有这些症状的患者多数在七天内死亡。虽然这些症状与现在的脑动脉瘤破裂引起的蛛网膜下腔出血相似，但当时并未明确与脑动脉瘤联系起来。

直到 19 世纪，英国人报道了第一例由破裂的基底动脉瘤造成蛛网膜下腔出血的患者，证实了动脉瘤与蛛网膜下腔出血之间的关系。

进入 20 世纪后，随着医学技术的进步，对脑动脉瘤的治疗手段也得到了极大的发展。1990 年，古列尔米发明了一种经典的血管治疗方法——应用铂金弹簧圈填塞瘤体，为颅内动脉瘤的治疗提供了微创而安全的方法。

什么是血管性痴呆

周奶奶是一个热爱园艺的退休教师，她的花园总是一年四季充满了生机。然而，最近几个月，周奶奶经常忘记浇水的时间，甚至有时会迷路，忘记如何从市场回家。儿子不放心，带她去医院，经过详细体检和神经心理测试后，周奶奶被诊断为血管性痴呆。医生解释说，多年未控制好的高血压导致了脑内多处微小血管的损伤，而 2 个月前周奶奶出现过左侧肢体无力，虽然很快恢复，但影响了她的记忆和认知功能。周奶奶和家人懊悔不已，不应该忽视身体的微小症状。

小课堂

1. 什么是血管性痴呆

血管性痴呆（vascular dementia，VD）是指因各种类型脑血管病或脑血流受损导致的大脑智能全面衰退的综合征，是仅次于阿尔茨海默病（Alzheimer disease，AD）的老年性认知障碍的第二大病因。VD 的常见症状包括记忆力下降、视空间障碍、计算力下降、行为改变、情绪不稳、嗜睡等，对患者的日常生活、起居、作息、活动等均产生负面影响，多数患者需家属时刻陪伴，严重影响患者及家人的正常生活。

2. 怎么判断自己是否患有血管性痴呆

要判断是否患有 VD，首先需要确认是否存在认知功能损害。可以是主观感觉有认知障碍，或者经过专科医师判断存在认知障碍，并且通过蒙特利尔认知评估量表（MoCA）、简易精神状态检查表（MMSE）等进行测评，有客观的依据。其次，需要存在血管性脑损伤的客观证据，包括高血压、糖尿病等脑血管危险因素、明确的脑卒中病史以及多发脑血管病影像学改变。更重要的是，两者之间要有关联性，需要明确血管性脑损害在认知损害病理中占主导地位。比如：痴呆表现发生在脑卒中后 3 个月，有突发的认知功能恶化，或波动性、阶段性进展的认知功能缺损。Hachinski 缺血指数量表评分≥ 7 分更支持 VD 的诊断。

知识扩展

预防血管性痴呆的小窍门

VD 目前尚无特异治疗方法，临床上主要使用改善认知药物对症治疗和一些非药物治疗方法，如重复经颅磁刺激、认知功能训练等。因此，如何预防 VD 显得尤为重要。

（1）控制脑血管危险因素：应积极筛查并治疗脑血管危险因素，尤其是高血压和糖尿病患者，应积极控制血压、血糖、血脂。

对于明确有脑梗死或短暂性脑缺血发作的 VD 患者，需要在医生指导下长期服用抗血小板聚集药物和他汀类降脂药物。

（2）保持健康的生活方式：多参与阅读、玩纸牌、玩象棋、填字游戏、拼图等认知类活动和训练。经常进行步行、园艺、广场舞、骑行、游泳等体育锻炼。合理饮食，推荐能够改善大脑健康的饮食方式，比如多摄入绿叶蔬菜、浆果、坚果、全谷物、鱼、豆类等，限制红肉、奶类、甜食的摄入。戒烟戒酒，控制体重。

误区解读

老年痴呆就是阿尔茨海默病

痴呆并不是一种特定的疾病，而是一系列症状的总称，这些症状影响人们独立进行日常活动的能力。常见的痴呆症状包括记忆力下降、思维能力改变、判断力和推理能力差、注意力和专注度下降、语言发生改变以及行为改变。

AD 是最常见的痴呆类型，但除了 AD，其他类型的痴呆还包括 VD、路易体痴呆、额颞叶痴呆、帕金森病痴呆等。不同类型的痴呆有各自的病理机制，例如，VD 与脑血管病有关，而路易体痴呆则涉及特定蛋白质的积累。许多老年痴呆患者常同时有 VD 和 AD 多种病理基础，血管危险因素会增加 AD 的风险，脑血管病变和神经退行性病理过程可能相互作用，加重患者的认知功能损害。因此，了解不同类型的痴呆有助于更好地诊断和治疗这些疾病。

什么是脑静脉窦血栓

小文头痛了好几个月，偶尔还恶心、呕吐，一直觉得自己可能是休息不足，但是最近头痛越来越严重，眼睛看东西都模糊了，还出现了看东西重影的情况。去医院检查，结果发现小文颅内压力高得不行，血管造影还显示有颅内静脉窦血栓。这些症状和检查结果清楚地说明，小文是得了脑静脉窦血栓，那么什么是脑静脉窦血栓呢？

小课堂

1. 什么是脑静脉窦血栓

脑静脉窦血栓就是颅内静脉窦血栓，顾名思义就是脑袋里面的硬脑膜静脉窦、脑静脉或两者同时形成血栓，让血液不能正常通行，阻碍了血液流出大脑。我们的大脑供血由动脉流入，由静脉流出，当血栓阻碍血液流出，大脑的容量有限，血液在里面越积越多，最终就会导致脑水肿、颅内压增高或脑的局灶性实质损伤。它是一种相对罕见的疾病，常见于年轻人和儿童，最主要发生在成年女性群体中，症状和病程各异。例如，吃口服避孕药后出现头痛的年轻人，分娩后突然癫痫发作的女性，鼻窦炎发作后出现视物模糊的男性，或头部外伤后出现肢体无力、昏迷的儿童。由此可见，脑静脉窦血栓的症状表现多变，经常未能引起患者的重视。其多变的性质让它的临床诊断变得具有挑战性，所以早期高度怀疑病情变得至关重要，及时治疗可大大减少伤残和死亡风险，提高生活质量。

2. 脑静脉窦血栓形成危险因素有哪些

脑静脉窦血栓形成的危险因素有很多，常见的有：①遗传性疾病（抗凝血酶缺乏症、凝血酶原G20210A突变、凝血因子V Leiden突变等）；②后天条件改变（口服避孕药、妊娠和产褥期、抗磷脂抗体综合征等）；③自身免疫和炎症性疾病（如炎症性肠病等）；④肥胖；⑤感染（中耳炎、乳突炎、鼻窦炎、脑膜炎、全身性传染病等）；⑥头部创伤及手术操作等机械诱因；⑦全身性恶性肿瘤或血液学疾病。

知识扩展

1. 如何才能明确是否为脑静脉窦血栓

数字减影血管造影（digital subtraction angiography，DSA）是诊断该疾病的“金标准”，表现为病变的静脉窦在静脉时相不显影，与磁共振或CT血管造影相比，DSA能更准确、更清晰地反映脑血管的结构状态。目前，DSA技术已经相当成熟，虽属于有创检查，但可以诊断脑静脉窦血栓，也是很多血管性疾病诊断的“金标准”。

2. 脑静脉窦血栓能治好吗

大多数脑静脉窦血栓患者在早期被正确诊断并得到及时治疗的情况下，是有希望康复的。脑静脉窦血栓的治疗方式因人而异，具体要看血栓的位置、严重程度和患者的整体健康状况。一般来说，治疗方法包括抗凝治疗、溶栓治疗、手术干预以及对症支持性治疗。抗凝治疗主要是防止血栓继续扩展，促使它逐渐消失。溶栓治疗可以用药物或手术的方式来溶解血栓。在严重情况下，可能需要通过手术，比如开颅手术或介入性手术来清除血栓。治疗期间，还需要缓解患者的症状，比如控制头痛、恶心和呕吐，同时密切观察病情的发展，确保及时调整治疗方案。总体而言，脑静脉窦血栓患者的预后良好。

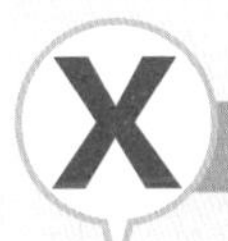

误区解读

有脑静脉窦血栓病史的女性不能生宝宝

此说法错误。脑静脉窦血栓通常发生在妊娠、生产后、口服避孕药女性或易栓症患者身上。既往有脑静脉窦血栓病史的女性，应该在医生的指导下进行规范治疗，若静脉窦血栓已经减小或消失，是可以考虑生育的。如未来有生育计划，我们通常建议在妊娠期间全程使用低分子肝素抗凝治疗进行预防，产后仍需继续使用低分子肝素或华法林至少 6 周。虽然脑静脉窦血栓并不直接影响生育能力，但妊娠期间可能增加血栓形成的风险。妇产科医生可能会建议进行全面的健康评估，并根据个体情况制订适当的生育计划和监测方案，以最大程度地减少并发症的风险。

什么是脑动静脉畸形

小石是一名大学三年级的学生，在家中上网课时突然出现特别剧烈的头痛，还呕吐了 1 次、四肢抽搐了 2 次，很快就没有意识了。在旁边织毛衣的妈妈将小石扶到床上，赶紧拨打“120”将其送到医院急诊，急查头部CT发现了脑出血。到底是什么疾病使年轻大学生突发脑出血致昏迷，让我们一起来了解下脑动静脉畸形的相关知识。

小课堂

1. 脑动静脉畸形到底是什么

大家都知道，人体动脉的血液通过毛细血管网进行交换然后汇入静脉，但如果大量的血流不经过脑组织毛细血管网的“减速”和“降压”，由动脉直接通过畸形血管冲入静脉，使病变血管流量显著增大，并最终破裂出血，这种现象临床上称为脑动静脉畸形（cerebral arteriovenous malformation，CAVM），会导致患者神经功能发生障碍，严重者可导致死亡。这种血管“短路”的发生机制目前尚不明确，CAVM一旦发生，是十分危险的，就像城市的“私搭乱建”一样，影响人们正常的学习、工作及生活，这就是导致年轻人脑出血的常见原因之一。

2. 出现哪些症状需警惕脑动静脉畸形

出血和癫痫发作常常是脑动静脉畸形的首发症状，部分脑动静脉畸形患者存在持续的偏头痛样头痛或搏动性头痛。最危险的后果就是由于持续的高血流负荷，最终导致畸形团出血，如脑实质出血、脑室内出血或蛛网膜下腔出血。

癫痫发作，也就是俗称的“羊癫风”，通常以局灶性发作开始，一侧或者单肢体抽搐，持续几十秒钟、一分钟或者两分钟。也可导致全身性的癫痫大发作，意识丧失、口吐白沫。这种癫痫在

“私搭乱建”去除之前往往很难控制，甚至在“私搭乱建”去除后仍需要长期的药物控制。更严重的血流改变还可以导致对侧肢体的偏瘫等脑卒中症状。

对于特别巨大的畸形团，由于造成的血流异常过于严重，会导致脑发育或脑功能的异常，患者可能会出现如智力下降、语言不流利、视力受损、晕眩、步态不稳等。

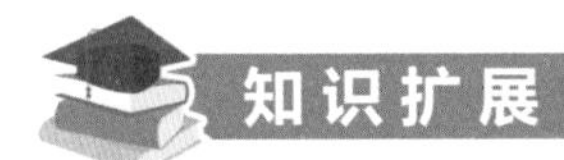

知识扩展

1. 脑动静脉畸形通过什么检查能被发现

CAVM 的危害听起来着实让人捏了一把冷汗，但随着现代影像技术的发展，常规平扫脑 CT 可以发现特别巨大的 CAVM，而脑磁共振成像（MRI）则可以发现大部分的畸形病变，通过血管成像（CT 血管成像或磁共振血管成像）可以进一步明确诊断和分析病变结构。假如在 CT、MRI 上发现可疑的情况，就需要及时进行 DSA 检查。目前，微创的 DSA 是诊断 CAVM 的“金标准”，为后续的治疗方案提供依据。

2. 发现脑动静脉畸形该怎么处理

如果发现了脑动静脉畸形大家也不用过度担心，并不是所有 CAVM 都需要治疗，任何一种手术治疗方式都有一定的局限性。如果患者没有任何临床症状，偶尔体检发现的年龄大的患者在自然寿命之内一般不会出现意外情况，往往会建议其保守治疗；CAVM 未破裂但病变复杂，或破裂的 CAVM 在较深部位的，手术难度大，相关并发症如偏瘫、失语等发生率远远高于自然病程，这时也建议保守治疗。

CAVM 破裂出血或手术风险相对低的患者有三种手术治疗方式，目前最彻底的治疗方式是显微外科切除，它能够完整地切除畸形团，若已发生畸形团破裂出血亦可以一并清除血肿。

介入栓塞治疗则是目前治疗 CAVM 最常用的方法，属于微创治疗。这种方法创伤小、恢复快，在大腿根部使用穿刺针对股动脉或股静脉进行穿刺，经血管走行将栓塞材料输送进畸形团内，从而可以将畸形团栓塞。

立体定向放射治疗（伽玛刀、X 射线等）是利用放射性射线照射畸形团，使其血管发生慢性闭塞，减少其出血风险。但是伽玛刀治疗起效较慢，通常经数月方可见效，不适用于急症破裂出血患者的治疗。

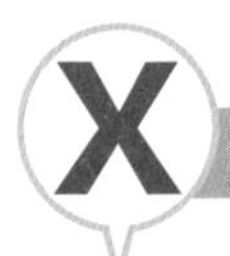

误区解读

做完脑动静脉畸形手术后就不用再复查了

很多人经过治疗后忽视了规律随访，这很可能让之前的治疗功亏一篑，复查 DSA 提示畸形团没了，不代表以后不会再复发，仍应注意定期复查。

心脏疾病和脑血管病有关系吗

毛先生是一位72岁退休工人，有20年高血压病史，每天服1片降压药。近2年他时感心慌，以为和血压相关，吃了降压药就没事儿了。但某天晚上，毛先生突然出现右侧肢体无力，并且病情快速加重，甚至出现了昏睡。紧急送到医院后，毛先生被诊断为脑梗死，进一步查心电图发现房颤。考虑此次发病为房颤引起的脑栓塞。毛先生和家属表示很不理解：心脏疾病和脑血管病有关系吗？

小课堂

1. 什么是房颤

房颤，就是心房颤动，是最常见的心律失常类型之一。我们的心脏由左右2个心房和2个心室组成，在正常情况下就好像是一个"军队"，窦房结是心脏的最高司令部，根据窦房结的指挥，先是心房收缩把血液挤进心室，然后再由心室收缩将血液泵到全身血管内，大家步调一致。但是在异常情况下，心脏出现部分异常起搏功能的细胞，这些异常细胞组成了第二司令部、第三司令部，也开始发号施令。领导太多就不知道该听谁的了，这时心房就很混乱，发生无规律的高速颤动，不能正常收缩舒张，房颤也就因此产生。

2. 房颤为什么会引发脑梗死

房颤发生时，由于心房在快速乱颤，无法进行有力的收缩，把血液挤压进心室，因此血液在左心房内流动缓慢。就像一个“池塘”，如果是一潭死水，那水中的泥沙就容易沉下来，产生淤泥。左心房也是如此，心房内的血液淤滞，产生的“淤泥”结块后便形成我们常说的血栓，附着在心房壁上。心房内血栓被血流冲刷后容易脱落，脱落后的血栓随着血流进入左心室，经过心脏的主动脉，随波逐流，进入全身动脉系统，而颈动脉开口正对着主动脉，所以脱落的栓子最容易从颈动脉往上走，到达大脑血管较细的部分，造成脑血管的堵塞，也就是我们常说的脑梗死，危害性极大。

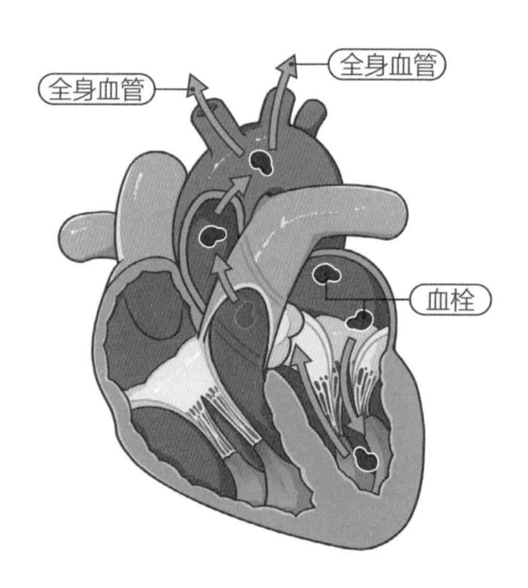

血栓流经心房示意图

知识扩展

哪些房颤患者需要警惕脑梗死的发生

房颤是临床常见的心律失常之一，最常见的症状是心悸、心慌，心律不规则，有人形容为心脏仿佛要跳到“嗓子眼儿里”。据统计，相对于没有房颤的人群，房颤患者发生脑梗死的风险增加了6～17倍，且房颤引发的脑卒中更凶险，死亡率和致残率也更高。

因此，对于已经确诊房颤的患者，预防脑梗死的发生极为重要。最新针对亚洲人群的CHA2DS2-VASc-60评分标准提供了危险因素及分值。

CHA2DS2-VASc-60 评分	
危险因素	分值
女性	1分
年龄60～64岁	1分
年龄≥65岁	2分
高血压病史或目前血压≥140/90毫米汞柱	1分
糖尿病	1分
有脑卒中或短暂性脑缺血发作史	2分
心力衰竭	1分
冠心病或心肌梗死病史	1分
外周动脉疾病	1分

对于房颤患者，以上评分总分如果超过3分，则建议及时就医，让专业的临床医生进行更全面的评估，制定更加全面的治疗策略，预防脑梗死的发生。

误区解读

人体器官各自独立

此说法是错误的。人体的内脏和器官，在结构和功能上是密切

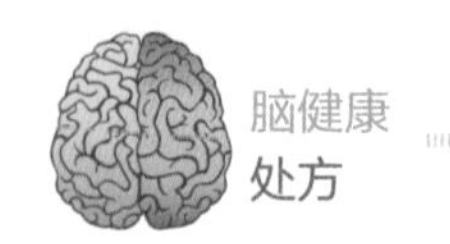

联系、相互协调的。例如，心脏的主要作用是跳动泵血至全身循环，将含有氧气的血液供给大脑、肾脏、肝脏、肌肉等重要组织器官使用，只有在血液供应充足、氧气丰富的情况下，器官才能正常发挥作用。房颤时产生的血栓除跟着血流向上走导致脑梗死之外，还能向下走，在肺、肠道等器官发生栓塞，栓塞时这些器官的血供不足，会出现突发的呼吸困难、腹部疼痛等症状。同时，脑梗死发生时我们的身体优先保护大脑，保证大脑没有发生梗死部位的供血，那么供应给胃部、肠道等器官的血液则会减少，从而引起消化道出血等疾病。因此，各个器官相互联系、相互影响，共同保持身体的稳定和健康。

答案：1. C；2. A；3. √

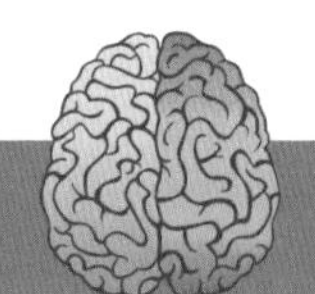

健康知识小擂台

单选题：

1. 用“FAST”原则判断后，怀疑家人发生脑卒中，第一个电话要打给谁（　　）

   A. 打给家里拿主意的儿子

   B. 打给在医院工作的姑姑

   C. 打给“120”

   D. 打给医院的咨询电话

2. 脑血管病不可干预的危险因素为（　　）

   A. 年龄　　B. 高血压　　C. 糖尿病　　D. 房颤

判断题：

3. 脑血管病是由于脑部血管血流障碍，大脑出现不可逆的改变和坏死而形成的。（　　）

常见脑血管病有哪些自测题

（答案见上页）

脑血管病
该怎样检查

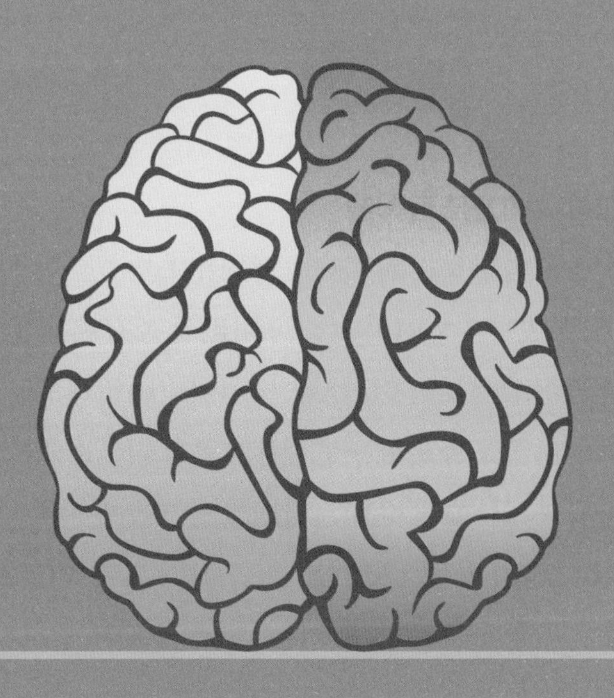

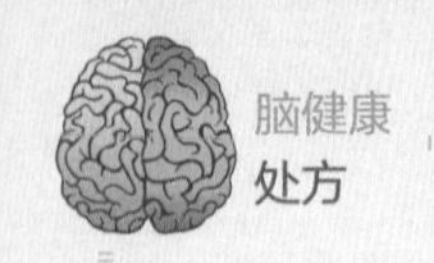

本章我们将探索脑血管病的检查方法，从体液指标到先进的影像学技术，了解如何通过这些手段掌握疾病的治疗依据。

怀疑自己有脑血管病，该做什么检查

李先生突然左腿无力，经常看科普书的他，怀疑自己得了脑卒中，随即到医院就诊。医生说，需要做个头部 CT，李先生连连点头。但没想到，医生又让做头部磁共振，李先生心里犯嘀咕，不是已经检查过头了吗？明确是脑梗死后，医生又安排了心脏彩超等其他检查。这下李先生忍不住了：“我明明是脑子问题，为什么还要做其他检查呢？”医生耐心解释后，李先生才恍然大悟，理解了医生的良苦用心，只有找到病因，才能更好地预防和治疗疾病。

小课堂

1. 检查脑血管病的方法有哪些

脑血管病，顾名思义，脑和脑血管的相关检查至关重要。头颅 CT、头颅磁共振成像（MRI）检查可明确是否有脑血管病。但它们只能显示脑组织结构及病变，无法显示供应脑组织的脑血管。因此，为了明确脑血管是否狭窄，是否存在动脉瘤、血管畸形等脑血管病变，还需要进行脑血管检查，根据检测方式的不同，可分为血管超声、磁共振血管成像（MRA）、CT 血管成像（CTA）、全脑 DSA 等。

2. 怀疑患有脑血管病，为什么还要做脑之外的其他检查

脑细胞一旦坏死不可再生，因此防止脑血管病复发更为关键，其中，控制危险因素和病因是基础。除了脑血管病变本身，许多其他疾病也是“帮凶”，需要早发现、早治疗。

（1）高血压：≥ 35 岁人群每年应至少测量 1 次血压；有高血压和 / 或脑卒中家族史的患者应增加测量次数。

（2）血糖：无危险因素者建议≥ 40 岁时开始筛查；有危险因素的人群应定期检测血糖。

（3）血脂：≥ 20 岁人群至少每 5 年测量 1 次空腹血脂；≥ 40 岁男性和绝经期后女性应每年进行血脂检查；高危人群则应每 3 ~ 6 个月测定 1 次血脂。

（4）其他血液学检查：同型半胱氨酸、肌酐、凝血、血常规等也是需常规检测的危险因素。对于隐源性卒中，还需进行感染、炎症、肿瘤、药物滥用和遗传学等检查，以协助明确病因。

（5）心脏的节律与结构检查：≥ 65 岁人群通过脉搏触诊或心电图进行房颤筛查，高危患者长时程心电监测可提高心律失常的检出率；超声心动图、经颅多普勒超声（TCD）发泡试验等有助于发现卵圆孔未闭等心脏结构异常。

（6）睡眠呼吸监测：习惯性打鼾是缺血性脑卒中的独立危险因素，对于存在睡眠呼吸障碍人群，可进行睡眠呼吸监测。

知识扩展

怀疑患有脑血管病时，可以直接做 DSA 确诊吗

脑血管检查方法多种多样，通常从无创性检查开始，兼顾经济和安全因素。彩色多普勒超声是健康人群的首选筛查手段，颈部超声可无创、简便、廉价地评估颈动脉和椎动脉情况，经颅多普勒超声可评估颅内动脉，被称为“脑部听诊器”。但超声检查有时敏感性和特异性不足，如果不适合或结果不明确，可以使用 CTA 或 MRA 进行评估。当多种无创检查结果不一致时，可以通过 DSA 检查确诊，它是诊断脑血管病变的“金标准”，但是为有创检查，对严重碘过敏、严重甲状腺功能亢进、凝血功能异常、有严重心肝肾功能不全等患者有禁忌。

误区解读

头颅 CT 与头颅 MRI 都是检查脑部的影像手段，只做一项就可以

并不是。CT 和 MRI 各有独特优势，二者在脑血管病诊断中互为补充。头颅 CT 在排除脑出血、蛛网膜下腔出血和颅骨病变方面非常有效，检查时间短、适用范围广，能快速生成影像，对于急性脑血管病患者尤为适合。然而，CT 对软组织的分辨率较低，无法精确区分新旧脑梗死病灶。而 MRI 在神经系统病变的检测方面独具优势，具有高度的软组织分辨能力，可清晰显示脑组织结构，在脑梗死诊断方面敏感且准确，不但能够筛查陈旧病灶，还能明确新发脑梗死的面积和部位。但 MRI 检测耗时较长。由于 CT 和 MRI

的成像原理和优势不同，两种检查手段结合使用，可以更准确地评估脑血管病情，从而制订更有效的治疗方案。

为什么要做 CT、MRI 检查

王叔叔是一名退休教师，最近总觉得头晕和视物模糊，但一直没有太在意。有一次，他在家打扫卫生时突然感觉到一阵剧烈的头痛，持续了几分钟，家人急忙将他送往附近的医院。医生听了王叔叔的症状描述后，建议立即进行 CT 扫描。最终，CT 结果显示，王叔叔的大脑基底节区有一个小的出血灶，这是引起他头痛的原因。这一发现使得王叔叔能及时接受治疗，避免了可能的严重后果。

小课堂

1. CT、MRI、X 线分别是什么

X 线片是最传统的成像技术，主要用于评估骨骼和某些胸部和腹部疾病。X 线检查快速、成本较低，适用于初步检查和诊断骨折、肺部感染等问题。CT（计算机断层扫描）比 X 线高级一些，利用 X 射线与电脑结合的技术，能够提供身体内部结构的详细横断面图像。MRI（磁共振成像）则是使用强大的磁场和无线电波来获取身体内部结构的详细图像。这两种技术都能非常精确地全面、多角度查看体内组织。

2. 为什么医生会建议进行 CT 或 MRI 扫描

医生推荐进行 CT 或 MRI 扫描，主要是因为这些检查能提供比普通 X 线更清晰、更详细的图像。例如，CT 扫描特别适用于快速检查急性内伤，在急性事故如车祸后，CT 可以迅速检查出内部损伤；而 MRI 则更擅长查看软组织，如脑组织、脊髓、关节和内脏等。

3. CT 和 MRI 扫描有什么风险吗

CT 扫描涉及使用 X 射线，但现代技术已能大幅减少辐射剂量，使其安全性大为提高。而 MRI 则不涉及辐射，但由于使用强磁场，植入体如心脏起搏器等可能受到影响。因此，在进行 MRI 扫描前，医生会详细询问是否有相关植入物或其他磁敏感的条件，有些植入设备，比如脑积水患者有些引流管的阀门，遇到超过一定阈值的磁场强度，可能失去功能（如 3.0 T 磁场强度的磁共振会导致阀门出现压力调节失效）。

知识扩展

1. CT 和 MRI 在疾病诊断中的作用

CT 和 MRI 扫描在现代医学中扮演着关键角色，特别是在早期诊断和疾病管理方面。医生会根据患者的具体情况和需要诊断的部位来选择最合适的成像技术。例如，CT 扫描可以迅速识别出颅内出血及早期脑梗死，对医生选择治疗方案起到重要指导作用。而 MRI 则因其对软组织的高分辨率成像，被广泛用于脑部疾病和早期痴呆的诊断，其精确度可以帮助医生制订更合适的治疗计划。

2. 技术进步如何改善 CT 和 MRI 的安全性与效果

随着科技进步，CT 和 MRI 的技术也在不断提升。新一代的低剂量 CT 扫描减少了患者接受辐射的风险，同时保持了图像质量。而在 MRI 领域，更先进的成像技术如功能性 MRI（fMRI），能够在扫描过程中评估大脑活动的变化，这对于研究脑功能障碍和精神疾病的诊断具有重要意义。

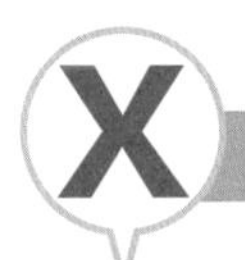

误区解读

CT 和 MRI 检查只是更高级的 X 线

许多人认为，CT 和 MRI 只是比传统 X 线技术更高级，但实际上它们的工作原理和应用领域与 X 线有着本质的区别。CT 确实使用 X 射线，但与传统 X 线相比，它通过环绕患者多角度拍摄，配合高级计算机算法，重建出三维图像。这种技术可以提供关于身体内部器官和结构的详细横切面视图，比传统 X 线片的二维平面图像提供了更多细节，特别是对于复杂的体内结构，如血管、脑部及内脏器官。这使得 CT 在诊断内部损伤和病变方面极为有效，特别是在紧急医疗情况下。MRI 则完全不同于 X 线技术，它使用强大的磁场和无线电波来探测体内水分子的磁性响应，从而产生身体组织的详细图像。由于 MRI 能够区分不同类型的软组织，这使得它在诊断脑部疾病、肌肉骨骼系统疾病以及肿瘤等方面特别有效。所以，CT 和 MRI 检查不是简单的升级版 X 线。

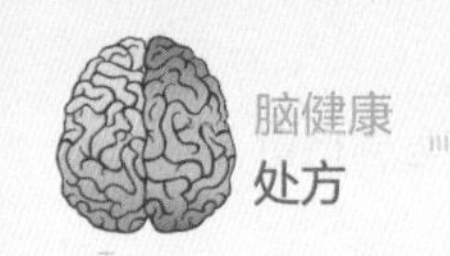

什么是 CTA，跟 CT 是一回事儿吗

王爷爷因为近两天出现右侧手脚麻木不适感及手掌力气减弱，被家人发现后紧急送到医院。医生考虑到王爷爷的年龄和症状，推荐他做一个 CTA（CT 血管成像）检查，以排除脑卒中的可能。王爷爷疑惑，以前听说过 CT，却没听过 CTA。医生解释说：这是一种特殊的 CT 检查，可以详细地观察到血管中是否有堵塞或狭窄的情况。得知这个信息后，王爷爷也期待能通过这项检查找出手脚感觉麻木不适的原因。

小课堂

1. CT 和 CTA 有什么区别

虽然都是利用 CT 扫描技术，但不完全是同一种检查。CT 是一种利用 X 射线来获取身体各部分的详细横断面图像的医疗检查。而 CTA 则是一种特殊的 CT 检查，通过注射含碘的对比剂到血管中，来观察血管的情况，如血管的堵塞、狭窄或瘤状扩张。

2. 为什么医生会推荐做 CTA

医生通常会在需要详细检查患者的血管状况时推荐做 CTA。比如，用来评估心脏病患者的冠状动脉，或是脑部血管是否有阻塞的风险。CTA 能提供非常清晰的血管图像，帮助医生做出准确的诊断并制订治疗计划。

3. CTA 的检查过程是怎样的

进行 CTA 检查时，患者首先会躺在 CT 扫描机的检查台上，医护人员会通过静脉给患者注射对比剂。随后，CT 机开始工作，绕患者旋转拍摄多角度的 X 射线图像，从而生成血管的详细三维图像。整个过程通常需要几分钟到十几分钟，是一种快速且精确的检查方式。

知识扩展

1. CTA 的优势和局限性

CTA 的主要优势在于其高分辨率和能够非侵入性地详细显示血管结构，尤其是对于那些无法通过物理检查直接观察到的内部血管。然而，CTA 的一个局限性是它依赖于对比剂，对于有碘过敏史或者肾功能不全的患者需要谨慎使用或寻找其他替代检查方法。

2. CTA 在老年人中的应用和注意事项

对于中老年人群，CTA 尤其重要，因为这一年龄段的人更容易患有血管疾病。医生会特别关注使用对比剂可能带来的风险，并在必要时采用其他方式来降低这些风险，如使用低剂量对比剂。同时，由于老年人可能伴有多种慢性疾病，医生在推荐 CTA 前会综合考虑患者的整体健康状况。

通过这些知识的普及，希望能帮助中老年人更好地理解 CTA 与 CT 的区别及其应用，以便在医生建议时能够更有信心地接受检查，及时发现并处理潜在的健康问题。

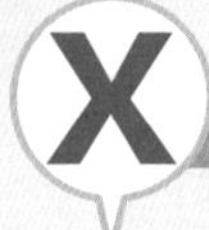

误区解读

CTA 的辐射风险远大于普通 CT

这是一个常见的误解。许多人担心由于 CTA 使用对比剂，其辐射风险会高于普通 CT 扫描。实际上，CTA 和普通 CT 都涉及使用 X 射线，因此两者的辐射水平是类似的。使用对比剂主要考虑的是增强图像的清晰度，特别是血管的可视化，并不会增加额外的辐射。现代医疗设备和技术已经能够有效地控制和优化辐射剂量，使这些检查对大多数患者都是安全的。患者在进行任何形式的 CT 检查前，医生都会评估其健康状况和辐射风险，确保检查的必要性和安全性。所以，不能简单理解为 CTA 的辐射风险远大于普通 CT。

什么是 DSA 检查，有什么意义

王大爷在小区跟人下象棋时突然出现言语不清、右侧肢体活动不灵，幸好围观棋友紧急将其送往附近医院，经过 CT 检查王大爷被诊断为脑梗死，立即接受了静脉溶栓治疗。经过治疗，王大爷的病情逐渐好转。但是医生告诉王大爷，通过初期的检查发现王大爷的脑血管狭窄，需要进一步做 DSA 检查，必要时还要放“支架”，那么什么是 DSA 检查呢？

小课堂

1. 什么是DSA检查

在我们的身体中，血管就如同一张交织的网络，其畅通与否对于身体健康至关重要。特别是大脑，这个控制我们全部生理活动的中枢，一旦其血管出现问题，所造成的后果严重甚至无法恢复。数字减影血管造影（DSA），就是一种能够让医生清晰看到大脑血管情况的检查技术，是一种微创介入性的影像学检查方法。通过将一种含碘的造影剂注射到脑动脉中，使用X射线对造影剂流经的脑血管进行成像。医生利用计算机技术，从获得的X射线图像中减去不需要的结构，只留下血管的图像，从而可以更清晰地显示出脑动脉及静脉血管的状况，明确是否存在狭窄、堵塞、动脉瘤等。

2. DSA检查的流程是怎样的

（1）准备阶段：患者平卧在检查床上，暴露检查部位，一般将右侧股动脉或右侧桡动脉作为入口。局部麻醉。

（2）导管插入：在X射线下，医生由导丝引导，将一根细长的导管推送至所需检查的血管部位。

（3）造影剂注入：分次将造影剂注入不同血管内，显示出各血管的状况。注射时患者可能会感到轻微发热，注射停止就会很快消失。

（4）影像处理：通过计算机技术处理图像，可清晰显示出血管影像，即便是0.1毫米的微血管也可清晰显示。

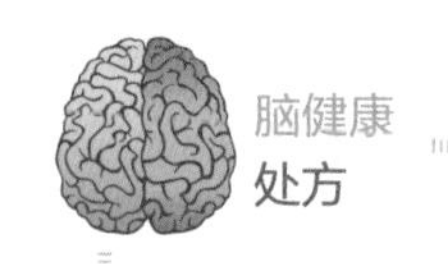

知识扩展

DSA 与其他血管检查有什么区别？为什么已经做了血管超声或者头颈 CTA，还要做 DSA

血管超声、头颈 CTA、DSA 都是评估血管状况的不同医学成像方法。血管超声是无创操作，可以显示血管的结构和血流动态，但有时不能提供足够详细的影像来确定病变的确切位置或血流状态，甚至有些部位难以达到。CTA 是一种快速、非侵入性检查，可以清楚地展示血管结构，但对一些小的血管病变的鉴别能力不如 DSA，且不能反映血流的动态变化。DSA 被认为是诊断脑血管病的“金标准”，特别适用于检测和评估血管狭窄、动脉瘤、动静脉畸形或者血管阻塞。尽管 DSA 非常精确，但是也有一定的风险性。因此，一般情况下，可先用血管超声进行筛查，进一步可使用 CTA 检查，而 DSA 通常在需要精确诊断或进行脑血管介入治疗时由医生提出。

误区解读

DSA 检查选用桡动脉穿刺一定比股动脉穿刺好

此观点有一定的误区。桡动脉穿刺和股动脉穿刺各有其优势和缺点。桡动脉穿刺的优势在于操作相对简单，患者的舒适度较高，且并发症风险较低。但是，桡动脉较细，有时不适合引入较大直径的导管或进行复杂的介入操作。相比之下，股动脉较粗大，适合引入大直径导管和进行复杂的介入操作，但穿刺部位较深，操作风险和并发症风险相对较高。因此，医生在选择桡动脉穿刺或股动脉穿刺时，会综合考虑患者的具体情况，包括患者的年龄、病史、血管解剖结构、要进行的介入操作的类型等因素。

总之，桡动脉穿刺并不一定比股动脉穿刺好，二者可以互补。需要根据具体情况来选择合适的方法，以确保检查的准确性和患者的安全。

为什么要做颈动脉超声和经颅多普勒超声检查，有什么意义

李大爷今年68岁，有高血压、糖尿病，但服药一直不太规律。近日他总感觉头晕，偶尔还感觉右手指麻木。聊天时，大家也感觉他说话不如以前流利。王阿姨是一个注重健康养生的热心人，听说李大爷的情况后，建议他赶紧去医院检查。李大爷到医院后，医生首先让李大爷做颈动脉超声和经颅多普勒超声检查。李大爷问，为什么要做这两项检查，有什么意义呢？

小课堂

1. 什么是颈动脉超声和经颅多普勒超声

颈动脉超声和经颅多普勒超声是采用无创性超声成像技术对颈部和脑血管进行的检查。这些方法在临床工作中已成为脑缺血性疾病筛查的首选方法。

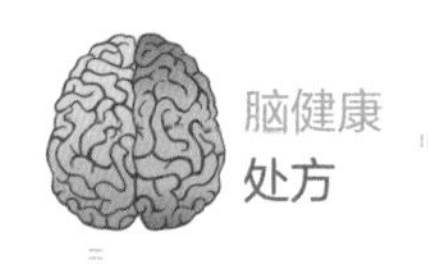

2. 颈动脉超声和经颅多普勒超声联合检查的主要目的是什么

颈动脉超声和经颅多普勒超声是无创、可重复、经济的检测方法。临床医生给患者开具这类检查的目的包括：①针对患者脑血管病相关症状与体征早期筛查，初步发现病变血管的定位、程度（轻度、中度、重度狭窄或闭塞）及毗邻动脉的代偿血供情况，有助于早期诊疗；②对于既往存在脑血管病危险因素，特别是具有 3 种及以上危险因素（高危）的人群，应进行颈动脉超声和经颅多普勒超声检查，早期发现、早期诊治；③对既往筛查出脑 - 颈动脉狭窄或闭塞性病变的患者随诊，观察治疗的有效性；④对于经颈动脉超声和经颅多普勒超声及临床检查确定为颈部动脉重度狭窄或闭塞，且即将接受手术（如颈动脉支架植入术、颈动脉内膜切除术等）的住院患者，术前检查评估可以为临床诊疗提供重要信息；⑤对于接受颈动脉内膜切除术治疗的患者，在术中进行脑血管超声检查，可以实时动态监测脑血流动力学变化，保障术中脑血流稳定；⑥对于接受颈动脉内膜切除术或颈动脉支架植入术的患者，术后通过颈动脉超声和经颅多普勒超声检查可以对患者进行定期随访，有助于观察临床疗效，及时调整治疗方案。

知识扩展

颈动脉超声和经颅多普勒超声可以发现哪些血管病变

（1）颈动脉超声检查可以发现：①动脉粥样硬化性病变及病变部位与程度；②非动脉粥样硬化性病变，包括颈动脉夹层、大动脉炎、纤维肌发育不良、动脉瘤、放疗后血管损伤、颈动脉蹼、颈动脉体瘤等。

（2）经颅多普勒超声可以检测的病变：①颅内动脉狭窄或闭塞性病变，包括狭窄部位与程度的评估。②对于存在颅外段颈动脉狭窄或闭塞性病变的患者，通过颈动脉超声和经颅多普勒超声可以发现颅内动脉侧支循环的建立与代偿功能状态。③对于住院重症脑血管病患者，可以通过实时超声动态监测脑血流的变化与微栓子的发生，为临床诊疗提供重要信息。④生理盐水发泡试验诱发状态下的经颅多普勒超声检查，则有助于诊断先天性心脏病变（如卵圆孔未闭或肺动静脉畸形）导致头痛或不明原因的脑梗死患者（特别是年轻脑卒中患者）的筛查。⑤实时监测评估脑动脉自动调节功能。⑥评估自发性或继发性蛛网膜下腔出血后脑血管痉挛的发生、发展、程度与治疗效果。⑦术中脑血流灌注与微栓子的监测，包括血管内支架植入术、颈动脉内膜切除术、心血管搭桥术等。

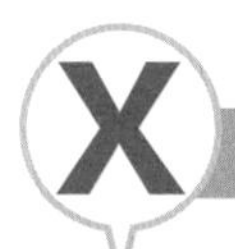

误区解读

年轻人不会患脑卒中，也无须进行颈动脉超声和经颅多普勒超声检查

这是错误的。年轻人相对老年人患脑血管病的风险小，如无症状，不用必须常规接受颈动脉超声和经颅多普勒超声检查。但是，脑卒中的发病有年轻化趋势。此外，年轻人相对于老年人，在脑卒中的病因学方面有一些特殊性。例如，颈动脉大动脉炎好发于年轻女性；颈部按摩不当或颈部活动不当可导致颈动脉夹层继发缺血性脑卒中。因此，如果年轻人有脑缺血的症状与体征（突发或间断发

生一侧肢体发麻无力，言语不清，视物重影，单眼一过性失明、头晕等），需及时到医院进行检查评估，进行有针对性的临床诊疗。

什么是同位素检查，有什么意义

小明是一名癫痫患者，经常出现抽搐和意识丧失的症状。医生建议做 PET 检查，以明确脑部疾病情况。最终 PET 检查结果清晰显示出小明脑部的异常活动区域，为他的治疗提供了重要依据。那么，什么是 PET 检查呢？

小课堂

1. 什么是同位素检查

同位素检查是通过使用放射性同位素来诊断疾病、评估器官功能或进行治疗的一种医学方法。

在同位素检查中，患者会接受含有放射性同位素的药物，这些同位素在体内发出放射性信号，利用影像技术 [如放射性核素扫描、正电子发射计算机体层扫描术（positron emission tomography，PET）或单光子发射计算机断层成像（singlephoton emission computed tomography，SPECT）等] 来追踪这些信号在体内的流动和分布情况。通过观察这些信号的强度和分布，医生可以获取患者的病变位置、器官结构、血液供应、代谢状态等信息，有助于诊断疾病和制订治疗方案。

2. 什么是 PET

PET 是一种核医学功能性成像技术，它通过检测被人体吸收的放射性药物产生的正电子与人体组织中的负电子相撞后产生的光子，使用计算机系统处理并进行影像重建，医生利用这些图像来评估患者的组织和器官功能状态。PET 可用于诊断多种疾病，特别是癌症、心脏疾病和神经系统疾病。PET 具有极高的灵敏度和对体内功能代谢活动的细节描绘能力，因此在评估疾病的代谢活性方面具有独特优势。

3. 什么是 SPECT

SPECT 检查与 PET 相似。在 SPECT 扫描过程中，患者先注射放射性示踪剂，等待一段时间让其在身体中稳定分布后，探测器围绕患者旋转，从多个角度捕捉示踪剂发出的 γ 射线，然后经过计算机重建成详细的三维图像。SPECT 广泛用于脑部疾病、心脏病和骨病的诊断。SPECT 较 PET 更易于获得，成本相对较低，并且能够提供良好的深度分辨率和可视化复杂的解剖结构。

4. 注意事项

一般 PET 及 SPECT 使用的放射性同位素剂量很低，通常认为是安全的，但仍然不宜在妊娠或哺乳期间进行，且接受扫描后需要短时间内避免接触婴幼儿或孕妇，以防放射线暴露。

知识扩展

PET 和 CT 灌注成像各自有哪些优势

PET 的优势：

（1）功能性信息更丰富：PET 可以提供关于脑组织代谢和功

能的信息，这些信息对于评估脑功能状态和疾病诊断非常重要。

（2）高灵敏度：PET 对于检测脑血流灌注的变化非常敏感，可以帮助医生早期发现脑血管疾病或缺血情况。

（3）全脑成像：PET 可以进行全脑成像，提供全面的脑组织灌注信息，有助于全面评估脑血流情况。

CT 灌注成像的优势：

（1）高分辨率：CT 具有较高的空间分辨率，可以清晰显示脑组织的解剖结构，有助于检测血管阻塞区域的血流下降状态等。

（2）快速成像：CT 成像速度快，适用于急诊情况下的脑血管疾病诊断，如脑卒中等。

（3）广泛可及性：CT 设备普及率较高，成本相对较低，易于获取，适用于大规模筛查和常规检查。

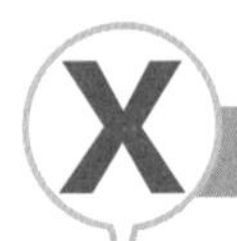

误区解读

做了脑部 PET 检查一切正常，证明脑部完全正常

此观点错误。并不是所有的脑部问题都能通过 PET 检查来发现，有些问题可能需要其他类型的检查，比如 MRI 或 CT 检查。此外，即使 PET 检查没有发现明显问题，也不能排除一些潜在的脑部问题。有些疾病可能在早期阶段并不容易被 PET 检查所发现，或者患者的症状可能与代谢活动无关。

什么是脑电图检查，有什么意义

不久前，一位名叫小张的年轻男子，因为反复出现短暂意识丧失伴尿失禁而就医。详细询问病史后，医生建议小张进行脑电图检查以进一步了解病情。在检查过程中，技师在他的头皮上粘贴了多个电极，这些电极能够捕捉并记录大脑皮层产生的电活动。整个过程中，小张需要保持安静、放松，并尽量避免眨眼、吞咽等可能干扰脑电波的活动。记录完成后，医生发现他的脑电图上出现了部分异常的波形，提示小张的大脑皮层可能存在某种异常的电活动，从而判断出小张可能患有癫痫。

小课堂

1. 什么是脑电图检查

脑电图（electroencephalogram，EEG）是一种无创、无痛的医学检查方法，是通过仪器从头皮上记录脑部自发性生物电位的技术，此检查能够将脑电波放大并记录，帮助医生了解患者脑部功能状态。在脑电图检查过程中，电极会拾取大脑神经元产生的电脉冲，并将其传输到一台机器上，该机器将信号记录为一系列被称为“脑电波”的波形线，而这些脑电波代表了大脑不同区域之间的电通信，从而可以评估脑功能的变化。

2. 什么是癫痫

癫痫是一种慢性脑部疾病，是由突发、短暂的中枢神经系统功能障碍引发的一系列临床综合征。癫痫由多种原因导致的神经元过度放电引起大脑功能障碍，这些原因可能包括脑损伤、感染、遗传因素等，导致大脑神经元异常同步放电，进而出现一系列临床表现。癫痫的症状因人而异，包括意识丧失、肢体抽搐、尿失禁、瞳孔散大、舌咬伤等。不同类型的癫痫还可能有特定的症状，如失神发作时，人会突然停止正在进行的活动，就像被按下了“暂停键”，可能出现短暂的记忆丢失。

我们常见的脑卒中后癫痫是指在脑卒中前没有癫痫病史的个体，在脑卒中后一定时间内出现癫痫发作的情况，这种情况下的癫痫发作排除了脑部和其他代谢性病变，且脑电图检测到的痫性放电与脑卒中部位具有一致性。脑卒中后癫痫可以表现为任何类型的发作，其中部分性发作最为常见。

3. 脑电图检查有什么意义

通过脑电图检查，医生能够直接观察到大脑的电活动情况，从而发现异常的放电现象或其他病理改变。这对于诊断癫痫等神经系统疾病具有重要意义。当然，每个患者的情况都是独特的，脑电图检查只是诊断中的一部分。在实际应用中，医生还需要结合患者的病史、症状以及其他检查结果，进行综合分析和判断。例如，在癫痫的诊断中，脑电图检查可以帮助医生确定癫痫的类型、发作频率以及病灶位置等信息，为制订治疗方案提供重要依据。此外，脑电图检查还可用于评估脑损伤、脑炎、脑肿瘤等疾病的严重程度和预后情况，且有助于监测大脑功能变化。无论如何，脑电图检查作为一种无创、安全且有效的神经电生理检查技术，将继续在神经系统疾病的诊断和治疗中发挥重要作用。

知识扩展

1. 脑电图还有什么其他用途

脑电图还可以用于评估脑功能，如认知功能、语言能力、运动协调能力等，医生可以了解患者的脑功能状态，并制订相应的治疗方案；还可以用于监测某些治疗的效果，以及了解患者的病情变化等。

2. 做脑电图检查需要做哪些准备工作

（1）检查前应洗头，以确保头皮清洁，减少检查时的干扰，提高检查的准确性。

（2）检查前应避免服用作用于中枢神经系统的药物，如咖啡因、抗癫痫药物、镇静药物等，以免影响脑电图结果。

（3）检查前应避免进食过多或饥饿，也应避免饮酒、咖啡、可乐、浓茶等刺激性饮料。

（4）检查前应保证充足的睡眠，避免过度疲劳。

（5）检查前应避免剧烈运动或活动，以减少对脑电图信号的干扰。

（6）检查时应穿着舒适、宽松的衣物，避免尼龙衣物产生的静电干扰，并确保衣物与室温适宜，避免过冷或过热。

（7）在检查过程中，应遵循医生的指示和要求，配合完成睁闭眼实验、过度换气以及闪光刺激等检查项目。

最后请注意，具体的准备事项可能因医院和检查类型而有所不同，所以在检查前最好咨询您的医生，了解具体的要求和注意事项。

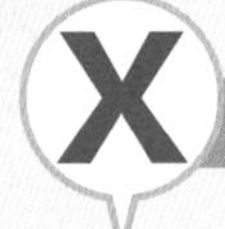

误区解读

脑电图正常，就一定可以排除癫痫

脑电图正常并不能完全排除癫痫的可能性。有些类型的癫痫可能在脑电图中难以被检测到，或者脑电图只记录了大脑电活动的片段，如果在检测期间没有癫痫发作，结果可能是正常的。此外，脑电图是短时间的“快照”，可能无法捕捉到间歇性的癫痫发作。因此，脑电图结果正常并不排除患者在其他时候出现癫痫发作的可能性。

脑血管病患者为什么要做腰椎穿刺检查

小张平日是名体育健将，擅长长跑、散打、引体向上等，两年前应征入伍，成为一名青年士兵，在部队表现一直很优异。最近一段时间他总觉得疲乏无力、反复头痛，就诊于部队卫生所，按照“感冒”对症处理后症状未缓解；近期头痛频繁伴呕吐，遂于当地三级甲等医院就诊，被医生告知需要查颅内血管及腰椎穿刺检查脑脊液。这下可把小张及其家属吓坏了，“我平时体格健壮很少生病，以为吃药输液就可以了，为什么还要行腰椎穿刺检查？这种检查损伤大吗？一定要查吗？”

小课堂

1. 脑血管病患者要做腰椎穿刺检查吗

部分脑血管病需要行腰椎穿刺检查辅助明确诊断及治疗，例如：蛛网膜下腔出血、脑室出血或脑出血破入侧脑室、静脉窦血栓形成，以及原因不明确的脑血管病等。

2. 什么是腰椎穿刺检查

腰椎穿刺检查，又叫腰椎穿刺术，是神经内、外科常见的一种临床诊疗项目，指使用穿刺针沿椎间隙穿刺进硬脊膜下，引流出脑脊液的一种有创操作。

尽管腰椎穿刺检查在临床上仍占有十分重要的位置，但仍有一些患者和家属对腰椎穿刺有恐惧心理，主要担心它会损伤脊髓影响健康。实际上，这些担心都是不必要的。因为脊髓在椎管内有一定长度，成人在第 1 腰椎以下已无脊髓，腰椎穿刺检查常取 3 ~ 4 或 4 ~ 5 腰椎间隙进行，这样就不会损伤脊髓神经。其次，脑脊液处于不断更新的状态，不断产生、不断吸收，保持动态平衡。所以，腰椎穿刺时取出 2 ~ 4 毫升脑脊液，10 分钟即可补足，对身体不会产生影响。

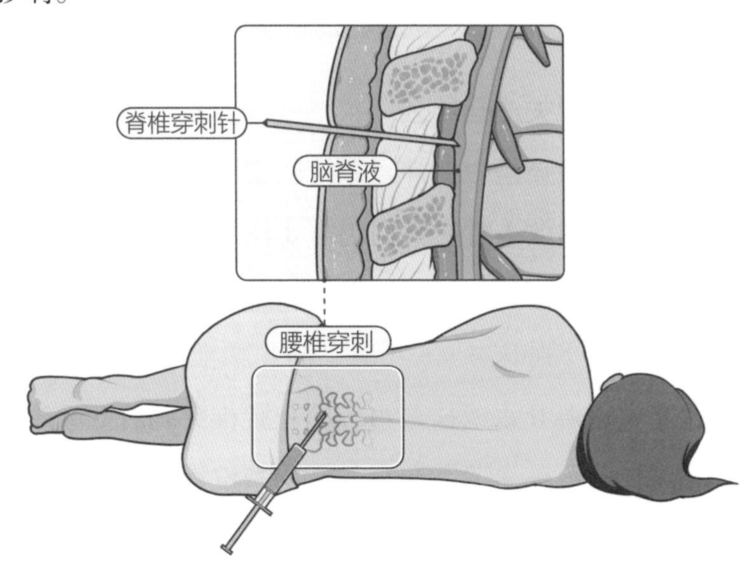

腰椎穿刺检查图

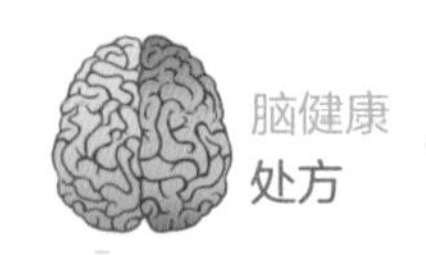

人体中的脑脊液在中枢神经系统（大脑和脊髓）中分泌，并充满整个大脑的蛛网膜下腔和脊柱中。脑脊液在中枢神经系统起到至关重要的作用，最主要的是缓冲脑和脊髓的压力，对脑和脊髓具有保护和支持作用；其次脑脊液供应脑细胞一定的营养，运走脑组织的代谢产物，调节中枢神经系统的酸碱平衡。

3. 什么脑血管病需要行腰椎穿刺检查

并非所有的脑血管病都需要行腰椎穿刺检查，脑脊液状态反映人体中枢神经系统的内环境，因此易破坏内环境的脑血管病往往需要行腰椎穿刺检查，辅助明确诊断。比如蛛网膜下腔出血，当血管破裂，大量红细胞进入蛛网膜下腔时，脑脊液的颜色、压力及组成都会产生明显改变；又如脑静脉系统疾病，如静脉窦血栓、动静脉瘘等，因颅内静脉回流不通畅，会引起脑脊液压力明显升高等。

知识扩展

腰椎穿刺检查后需要关注些什么

虽然腰椎穿刺检查是中枢神经系统较常见且安全的有创检查，但是在腰椎穿刺后的数小时内我们仍需要注意以下几点。

（1）观察瞳孔、意识、呼吸、脉搏及血压；

（2）严格去枕平卧床 4 ~ 6 小时，防止腰椎穿刺后头痛；

（3）适当饮用温开水或盐开水，防止腰椎穿刺后低颅压；

（4）穿刺针眼覆盖无菌纱布，一天内禁洗澡，预防感染；

（5）清淡饮食、避免情绪紧张。

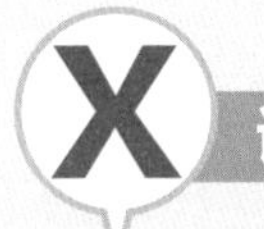

误区解读

腰椎穿刺会造成“半身不遂”，所以不能做

此种说法错误。很多人认为腰椎穿刺是一项十分危险的操作，稍有不慎可能会导致患者“半身不遂”。但事实并非如此，腰椎穿刺是中枢神经系统疾病常规检查之一，该项检查具有规范的操作流程，是一种安全且最基础的神经系统检查，临床上最常出现的术后并发症为腰椎穿刺后低颅压性头痛，经过对症治疗后不会留下后遗症。

脑血管病实验室检查都查什么

50 岁的田女士，近期突然出现言语含糊伴左侧肢体无力的情况，就诊于当地医院行头颅磁共振及脑血管 CT 检查，被诊断为“急性脑梗死伴左侧颈内动脉闭塞”，经过内科及康复治疗后症状明显缓解，拟行“左侧颈内动脉闭塞开通手术”。血液检测时发现其血红蛋白 210g/L，血小板 446×10^{9}/L，白细胞计数 14.06×10^{9}/L。经医院多学科会诊确诊田女士患“真性红细胞增多症”，近期不适合行颅内介入手术。经过 1 个多月基础治疗后，采用微创下血管内介入技术行颈内动脉支架植入，田女士术后很快恢复健康出院。那么，完善实验室检查对于急性脑梗死患者重要吗？哪些实验室检查是脑血管病患者必须完善的呢？

小课堂

1. 什么是实验室检查

实验室检查是指在标准实验室里，按照相关规定、标准或个人定义准则进行的一系列检测。常规检查一般有血液检查如血常规、生化、肿瘤标志物、抗体等；尿液、粪便分析等；痰液及分泌物检测等。

2. 实验室检查对于急性脑血管病患者重要吗

脑血管病患者常规行实验室检查是非常重要的。导致脑血管病的原因很多，一般而言，基础疾病越多和既往有脑血管病的患者是再发脑血管病的高危人群。完善常规实验室检查不仅能帮助医生全面了解患者身体现有健康情况，还能掌控潜在致病因素，对于评估预后及预防并发症均具有重要意义。

3. 脑血管病患者常规实验室检查都有哪些

导致脑血管病的危险因素包括不可控因素和可控因素。不可控因素有年龄（与脑卒中风险成正比）、性别、家族史和基因等；可控因素有血压、血糖、血脂、同型半胱氨酸、高尿酸血症及炎症指标等。因此针对以上各项因素，常规实验室检查有：血常规检查、生化检查（血糖、血脂、肝肾功能）、同型半胱氨酸、糖化血红蛋白、心脏功能指标、凝血指标及炎症指标等；根据患者具体病情，部分少见病因的脑血管病患者需要进一步完善的实验室检查有：基因检查、肿瘤蛋白检查及免疫相关检查。

糖化血红蛋白与空腹血糖是一回事儿吗

我们都知道，糖尿病是最常见的慢性疾病之一，它也是脑血管病的独立危险因素，因此积极控制血糖，预防糖尿病是预防脑血管病的关键。那么，体检时常常测了空腹血糖，还附加测糖化血红蛋白？两者是一回事儿吗？

（1）糖化血红蛋白：人体血液中红细胞内血红蛋白与血中葡萄糖结合的产物是糖化血红蛋白（HbA1c），健康人糖化血红蛋白检测值约为 4%～5.6%。HbA1c 的多少与血液中的葡萄糖含量呈正相关，血糖浓度越高，HbA1c 也就越高，临床用糖化血红蛋白占总蛋白的百分比来反映糖化血红蛋白的高低。由于葡萄糖和血红蛋白结合后，不会轻易分开，直到红细胞死亡为止，而红细胞的平均寿命为 120 天，所以，HbA1c 能够客观反映 2～3 个月内的平均血糖水平，不受血糖偶尔升高或降低的影响。

（2）空腹血糖：指禁食 8～12 小时后于次日早餐前（通常不超过早晨 8:00）所测的血糖。主要反映基础血糖水平，也可间接反映人体基础胰岛素的分泌能力。

（3）餐前血糖：通常指午餐前血糖和晚餐前血糖，而早餐前血糖习惯上称为“空腹血糖”，但二者并非完全等同。检测餐前血糖有利于发现低血糖，指导患者调整进食量和餐前注射胰岛素（或口服药）的量。

单次空腹血糖或餐前血糖的升高均不能诊断糖尿病，需要进一步行口服葡萄糖耐量试验确诊。

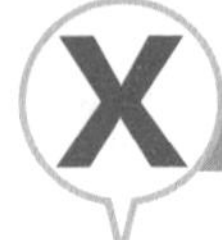

误区解读

得了脑卒中后，需要静脉溶栓治疗，医生要求术前必须行实验室检查，但是抽血结果还没出来，就给我们“溶”了，这是违规行为

此种说法错误。脑卒中是指各种原因导致的颅内血管闭塞引发的一系列临床综合征。由于引发脑卒中的病因很多，因此静脉溶栓前需要对患者全身情况进行了解，包括基础血糖、血压、凝血功能状态等，因此溶栓前必须行实验室检查。为了尽可能多地挽救因缺血坏死的脑细胞，脑卒中的治疗需要争分夺秒，所以一般情况下不会因为“小概率事件”影响整体溶栓效果，静脉溶栓前无须等待实验室检查结果。

答案：1. D；2. C；3. √

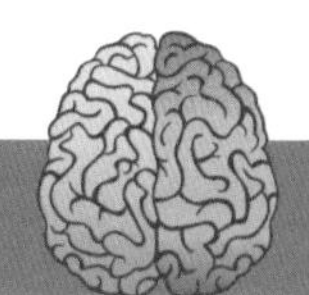

健康知识小擂台

单选题：

1. CT 扫描通常不推荐用于（　　）的诊断。

   A. 脑部损伤　　B. 肺部疾病或肿瘤

   C. 骨折　　D. 软组织损伤

2. MRI 检查在（　　）情况下特别有用。

   A. 检查骨折

   B. 检查肺部疾病

   C. 检查软组织和脑部结构

   D. 检查肠道阻塞

判断题：

3. MRI 检查完全没有辐射风险。（　　）

脑血管病该怎样
检查自测题

（答案见上页）

脑血管病
该如何治疗

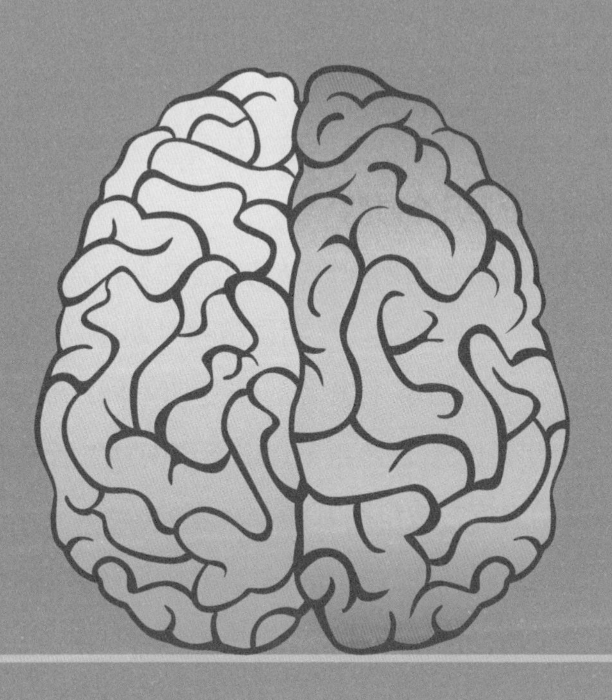

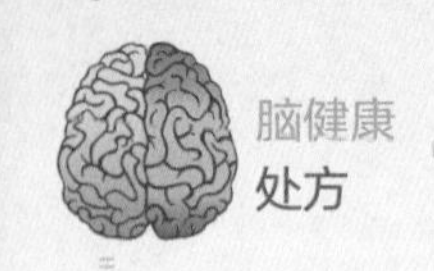

本章我们将深入探讨脑血管病的治疗方法，从药物治疗到外科手术，分析各种治疗手段的适应证、优势与局限性，您将获得对脑血管病治疗的全面认识。

脑卒中有哪些治疗方法

王爷爷在和刘奶奶闲聊时发现两人最近都得了脑卒中，都遗留肢体活动不力，但刘奶奶在医院做了溶栓治疗而自己却没有做，使用的药物虽然有部分一致，但自己却没有服用阿司匹林。据刘奶奶所说，这可是防止脑卒中复发的关键药物。两人带着疑问来到医院咨询，医生解释道：王爷爷得了脑出血而刘奶奶得了脑梗死，两者的治疗方法截然不同，两位老人这才放心地回了家。

小课堂

1. 脑卒中的治疗分为几个时期

脑卒中的治疗包括急性期和恢复期。急性期治疗一般指发病两周以内的治疗，包括早期诊治、早期预防和早期康复。由于个人体质和病情的差异，不同脑卒中患者的恢复期不同，一般持续几个月，常通过药物治疗和康复训练帮助患者逐步恢复生活和工作能力。

2. 脑卒中急性期治疗方法包括哪些

脑梗死急性期最有效的治疗方法是改善脑循环，其中最关键的是迅速恢复血管通畅，包括静脉溶栓和机械取栓两种方法，但需在时间窗以内才可以进行。其他改善脑循环的方式包括使用抗血小板药物、抗凝药物，扩充血容量等。

脑出血和脑梗死在治疗上存在很大的差异。大多数脑出血患者以内科治疗为主，包括降低血压、颅压，应用止血药物、神经保护药物。如果病情危重或发现有动脉瘤等继发原因，且有手术适应证者，则要进行手术治疗。

3. 脑卒中恢复期治疗方法包括哪些

恢复期治疗是减少患者复发、致残和死亡的重要手段。包括以下几个方面。

（1）抑制血栓形成：缺血性脑卒中患者常需规范服用抗血小板药物或抗凝药物来避免血栓再次形成。对于血管严重狭窄的脑卒中患者还可通过手术来预防，如放置血管内支架或内膜剥脱。

（2）危险因素的控制：包括对高血压、高脂血症、糖尿病、吸烟等的控制。

（3）生活方式的改善：包括健康的饮食结构和营养支持、运动锻炼、控制体重、避免饮酒。

（4）远隔缺血适应治疗：作为一种新兴的非药物治疗手段，长期使用可提高对缺氧的耐受能力。

知识扩展

脑卒中可以完全治好吗

进行了静脉溶栓或机械取栓不等于血管都会再通，血管再通也不等于预后良好。血管再通可降低脑卒中的致残率及死亡率，改善

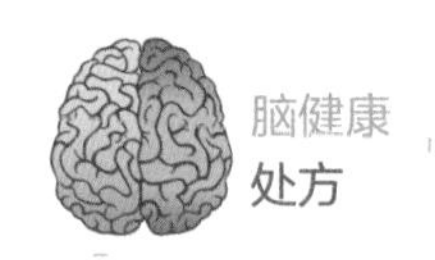

长期预后，但并不意味着再通后所有患者都能改善症状。功能独立是评价脑卒中预后的重要指标，急性大血管闭塞的患者经过静脉溶栓治疗 3 个月后仅 30% 实现功能独立，取栓患者 50% 可达到功能独立。目前，我国急性缺血性脑卒中患者静脉溶栓治疗率仍仅有 2.4%，超出时间窗而无法进行再通治疗的患者其预后更差。

治疗效果与很多环节有关，是否进行血管再通是影响预后最重要的因素。脑卒中在规范的治疗下，仍有出血转化、梗死扩大、脑水肿等神经功能恶化的风险。同时，其他系统并发症，如肺炎、营养不良、下肢血栓形成亦会导致预后不佳。早期规范的康复训练也对预后起到了重要的作用。

误区解读

1. 症状没了就不用吃药了

此说法错误。经过治疗症状可有一定好转，但病变血管可能不能完全恢复，危险因素仍可长期存在。如不进行规范的药物治疗、危险因素控制不佳，会增加脑卒中复发以及患其他血管疾病的风险。因此，遵医嘱服药，定期复查评估治疗效果十分重要。

2. 多吃活血补品或活血药物，就可以疏通血管防治脑卒中

此说法错误，活血≠疏通血管≠防治脑卒中，三七、野生银杏茶、安宫牛黄丸等活血补品或脉血康、脑心通等中成药物在保护脑神经、抑制血栓形成上有一定的功效，但不能替代阿司匹林、氯吡格雷等抗血小板药物，更没有溶栓的功效，并且不规范使用还会增加出血的风险。

什么是溶栓治疗

李先生今年65岁，因突发左侧肢体无力、言语不清被紧急送往医院。经过检查，医生诊断其为急性缺血性脑卒中。由于李先生发病时间在溶栓治疗的黄金窗口期内（通常为发病后4.5小时内），医生决定对他进行溶栓治疗。通过静脉注射溶栓药物，李先生的血栓得到迅速溶解，血管再通，左侧肢体无力和言语不清的症状明显改善。

小课堂

1. 什么是溶栓治疗

溶栓治疗是一种医疗手段，通过向体内注入溶栓药物来溶解已经形成的血栓，从而恢复血管的正常血流。这种治疗方法在急性心脑血管疾病（如急性心肌梗死、急性缺血性脑卒中等）的治疗中尤为重要，因为它能够迅速恢复血液供应，减少缺血组织的损伤。

2. 什么是静脉溶栓

静脉溶栓是通过静脉注射溶栓药物，使药物随血液循环到达血栓部位，从而溶解血栓。这种方法操作简便，适用于大多数急性心脑血管疾病患者。

3. 常用的溶栓药物有哪些

常用的溶栓药物包括尿激酶、链激酶、t-PA等。这些药物能够激活纤溶系统，使纤维蛋白原转变为纤维蛋白降解产物，进而溶解血栓。

4. 溶栓治疗的目的是什么

溶栓治疗的主要目的是迅速恢复血管的正常血流，减少缺血组织的损伤，降低致残率和死亡率。

5. 溶栓治疗的适应证和禁忌证有哪些

溶栓治疗适用于急性心脑血管疾病患者，如急性心肌梗死、急性缺血性脑卒中等。但需要注意的是，溶栓治疗需要在发病后的黄金窗口期内进行，以确保治疗效果。活动性内出血、近期外伤或接受过手术、严重高血压、有颅内出血史、近期接受过抗凝或抗血小板治疗等则是溶栓治疗的禁忌证。此外，孕妇、哺乳期妇女和过敏体质者也应慎用溶栓药物。

知识扩展

溶栓治疗的进展与多样化方法

近年来，随着医学研究的不断深入，溶栓治疗的技术和方法也在不断发展和完善。新型溶栓药物不断涌现，具有更高的安全性和有效性。同时，随着影像技术的进步，医生能够更准确地判断患者的血管情况和溶栓治疗的时机，从而提高治疗效果。

由于第二代溶栓药物（如阿替普酶）存在半衰期短、价格昂贵、短时给药剂量大、出血风险大等缺点，第三代溶栓药物应运而生。这些药物主要包括瑞替普酶、兰替普酶、帕米普酶、孟替普酶等，它们的特点是半衰期延长，纤溶蛋白特异性增加，极少消耗纤维蛋白原，对形成较久的血栓具有明显的溶栓效果。其中，瑞替普酶在临床上较为常见，其半衰期较长，与血栓的结合程度更为紧密，对血凝块的穿透能力较好，溶栓作用优于阿替普酶。目前，新一代的溶栓药物正在研制中，如 PAI-1 抑制剂，这种药物具有抑制血小板合成和降低 PAI-1 浓度的作用，进而升高 t-PA 的浓度，达到溶栓目标。

除了静脉溶栓外，还有一种名为机械取栓的治疗方法，它通过使用特殊的取栓装置将血栓从血管中取出。这种方法适用于某些特定情况下的急性缺血性脑卒中患者。此外，还包括动脉溶栓治疗，对于符合溶栓条件的急性脑梗死患者，可以通过导管将溶栓药物直接送达闭塞的脑血管处，实现局部溶栓，开通闭塞的血管。

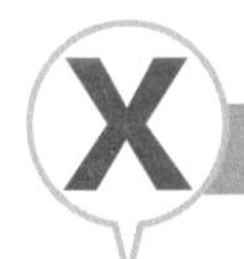

误区解读

1. 只要得了脑卒中就可以溶栓

脑卒中静脉溶栓治疗有一个严格的时间窗，目前国际推荐的静脉溶栓时间窗为 4.5 小时，也就是说，患者在脑梗死发病后 4.5 小时内才可以进行静脉溶栓治疗。超过这个时间范围，溶栓效果会大大降低，出血的风险也会明显升高。

2. 溶栓药物没有副作用

溶栓药物虽然能够溶解血栓，但也可能导致出血等并发症，如脑出血、消化道出血等。因此，在使用溶栓药物时需要谨慎评估患者的出血风险，并采取相应的预防措施。

3. 等待肢体瘫痪自行恢复

这是一个常见的误区。脑卒中发生后，应尽快就医，而不是等待症状自行缓解。因为脑动脉一旦闭塞，脑细胞会以每分钟 190 万个的速度不断死亡。所以，脑梗死急救每早一点儿，脑细胞的损失就会少一点儿，患者生存的希望就会大一点儿，残疾的可能就会低一点儿。

什么是降压治疗

65 岁的老李是一位退休工程师，半年前的一天，老李下棋时突然感到头晕目眩，说话含糊不清，右侧身体也使不上劲儿。家人见状，赶紧将他送往医院。经诊断，老李是突发脑卒中，也就是我们常说的“中风”。经过及时抢救，老李脱离了生命危险。但医生告诉他，引发脑卒中的“罪魁祸首”是他长期的高血压，没有规律服药控制血压，最终导致了脑血管闭塞。幸运的是，经过一段时间的康复治疗，老李的身体逐渐恢复，生活也能自理。老李感慨地说：“这次治疗脑卒中，就像给了我第二次生命，我一定会遵医嘱，好好控制血压！”

小课堂

1. 降压治疗对预防脑卒中有多重要

降压治疗在预防脑卒中方面至关重要。高血压是脑卒中最常见的可控制风险因素。适当的降压治疗可以显著降低脑卒中的风险。研究表明，每降低 10 毫米汞柱的收缩压，脑卒中风险可减少约 27%。

2. 所有高血压患者都需要用药物治疗吗

并非所有高血压患者都需要用药物治疗。轻度高血压患者可以通过改变生活方式来控制血压，如减少盐的摄入、增加运动量、控制体重和避免过度饮酒。但是，对于中度到重度高血压患者，通常需要药物治疗来控制血压。

3. 降压药物有哪些副作用

降压药物可能会产生一些副作用，包括头晕、乏力、头痛等。不同的药物有不同的副作用，所以在使用任何药物之前，患者应该与医生讨论可能的副作用，并在医生的指导下选择最适合自己的治疗方案。

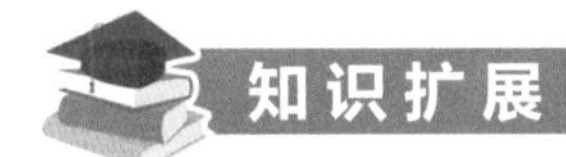

脑卒中患者的血压监测及注意事项有哪些

对于脑卒中患者来说，定期监测血压是至关重要的。通过监测血压，可以了解病情进展情况，及时调整降压治疗方案。患者应在家中配备血压计，并学会正确测量血压。一般情况下，每天早晚各测量一次血压，记录血压值和脉搏。如果血压波动较大，或者出现头晕、头痛等症状，应增加测量频率。

为辅助控制血压，脑卒中患者的饮食应以清淡、低盐、低脂、低胆固醇为原则。应多吃新鲜蔬菜、水果和粗粮，少吃油炸、高盐、高脂肪食物。以下是一些具体的饮食建议：每天摄入盐量不超过 6 克；每天摄入脂肪不超过总能量的 30%；每天摄入胆固醇不超过 300 毫克；多吃富含钾的食物，如香蕉、土豆、菠菜等；多吃富含膳食纤维的食物，如燕麦、糙米、芹菜等。

此外，运动可以帮助患者降低血压，改善血液循环，促进康复。脑卒中患者在运动时应注意以下事项：在运动前应咨询医生，并根据医生的指导制订运动计划；运动应循序渐进，从小运动量开始，逐渐增加运动量和运动强度；运动时应注意安全，避免摔倒、碰撞等意外情况；运动后要注意休息，避免过度劳累。

误区解读

只要血压降下来，就能避免脑卒中

在脑卒中的降压治疗中，一个常见的误区是认为只要血压降下来，就能完全避免脑卒中。实际上，虽然控制血压确实能显著降低脑卒中发生风险，但它并不能保证完全不发生脑卒中。此外，一些人可能认为降压药物会立即起效，但这些药物通常需要一段时间才能调整身体反应。另一个误区是认为所有高血压患者都需要同样的治疗方法。实际上，降压治疗应该根据个人的健康状况、年龄、并发症以及已有的风险因素来订制。例如，老年患者可能需要不同的药物或剂量。最后，有些人可能误以为改变生活方式对降低血压没有药物治疗那么有效。事实上，健康饮食、适量运动和戒烟等生活方式的改变对于控制血压和预防脑卒中至关重要。

缺血性脑卒中后为何要降血脂治疗

王先生今年60岁，多年来一直有高血压和高脂血症的病史。几个月前，他突然出现右侧肢体无力和言语不清的症状，家人立即将他送往医院。经过详细检查，确诊为缺血性脑卒中。在接受紧急治疗后，王先生的病情逐渐稳定。医生强调了降血脂治疗的重要性，因为这能有效降低未来脑卒中再次发作的风险。对王先生来说，改善血脂水平不仅是预防措施，也是保持长期健康和提升生活质量的关键一步。王先生和家属都产生了疑问，缺血性脑卒中后为什么要进行降血脂治疗呢?

小课堂

1. 血脂异常与脑卒中的关系

高胆固醇和高甘油三酯水平是脑卒中的独立危险因素。血脂异常会导致动脉粥样硬化，这是血管壁逐渐增厚并失去弹性的过程。动脉粥样硬化的斑块不断积累，最终可能导致血管狭窄或闭塞，限制了血液向大脑供应氧气和营养的能力。当血流受阻时，大脑局部缺血（血液供应不足）或缺氧（氧气供应不足）可能引发脑卒中，严重者甚至导致脑组织坏死。

因此，有效控制血脂水平对于预防脑卒中至关重要。通过降低血中胆固醇和甘油三酯的水平，可以显著减少动脉粥样硬化斑块的形成，从而降低脑血管事件的风险。这一策略不仅包括药物治疗，如服用他汀类药物，还涉及生活方式的积极改变，如健康饮食和适量的体育锻炼。综合应对血脂异常，不仅有助于预防脑卒中，也有助于整体心血管健康的维护。

2. 缺血性脑卒中后降血脂治疗的作用

（1）降低复发风险：降低血脂可以有效预防缺血性脑卒中的再发作。高胆固醇和高甘油三酯是脑血管病变的危险因素，通过控制血脂，可以减少动脉粥样硬化斑块的形成，降低脑卒中复发的风险。

（2）改善动脉粥样硬化病变程度：血脂异常，特别是低密度脂蛋白胆固醇过高，是动脉粥样硬化的主要诱因之一。通过降低低密度脂蛋白胆固醇水平，可以减少动脉粥样硬化斑块的形成，改善动脉的通畅性，从而减少脑血管事件的发生。

（3）保护血管内皮功能：高脂血症会损害血管内皮功能，导致血管舒张功能下降和炎症反应增加，加速动脉粥样硬化的进展。降低血脂有助于改善血管内皮功能，减少血管壁的炎症反应，有利于维持血管的健康状态。

知识扩展

1. 药物治疗降血脂

常用的降血脂药物为他汀类药物（如阿托伐他汀、瑞舒伐他汀等）、胆固醇吸收抑制剂（依哲麦布等），它们通过不同的机制降低甘油三酯、低密度脂蛋白、胆固醇水平，从而减少动脉粥样硬化斑块的形成。

2. 生活方式干预降血脂

生活方式干预是降低血脂的重要手段。改变饮食结构，包括控制总热量和脂肪摄入量，增加富含纤维的食物如全谷类、水果和蔬菜的摄入，有助于降低胆固醇和甘油三酯水平。此外，适量进行有氧运动也很关键，例如快步走、游泳等能有效提升心肺功能，促进脂肪代谢，进而降低血脂水平。这些生活方式的调整不仅能改善血脂情况，还有助于全身健康的维护，特别是对于那些需要降低心血管病风险的人群。综合采用这些方法，可以有效地预防和控制高脂血症，提升整体健康水平。

误区解读

药物降脂是万能的，不用进行综合管理

有些人认为，单靠药物降低血脂水平就能完全预防脑卒中的发生。然而，血脂异常仅是脑卒中发生的一个因素而已。要想有效预防脑卒中，需要综合管理多种危险因素，如高血压、糖尿病等。尽管药物治疗可以有效控制血脂，减少动脉粥样硬化斑块的形成，但单一依赖药物并不能完全消除其他潜在风险因素对脑卒中的影响。因此，除了药物治疗外，调整生活方式也同样重要，包括改善饮食习惯、适量运动等。通过综合干预，才能全面降低心脑血管疾病风险，保护整体健康。

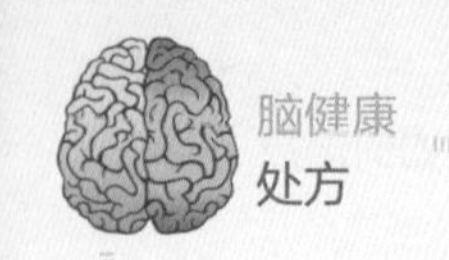

血糖控制：药物与饮食双管齐下

王叔叔今年52岁，是一名软件工程师，平时伏案工作较多，饮食不规律，运动较少，体形偏胖，近半年出现多饮、多尿伴体重下降。到医院就诊，查体未见明显阳性定位体征。查空腹血糖10毫摩尔/升，餐后2小时血糖15毫摩尔/升，糖化血红蛋白10.1%，尿糖（++）。王叔叔是否能够确诊为糖尿病了，应该如何治疗呢？

小课堂

1. 糖尿病的危害有哪些

糖尿病可能会导致心血管疾病、神经系统损害、肾脏疾病、眼部疾病、足部病变等，具体如下。

（1）心血管疾病：糖尿病患者易患高血压、冠心病、心肌梗死等，因糖尿病导致血管壁损伤，增加心血管疾病的风险。

（2）神经系统损害：糖尿病可导致神经炎、周围神经病变，表现为手脚麻木、疼痛、感觉异常等，严重时可能引发糖尿病足和自主神经障碍。

（3）肾脏疾病：糖尿病可损伤肾小球，导致糖尿病肾病，表现为蛋白尿、高血压、肾功能逐渐减退，最终可能导致肾衰竭。

（4）眼部疾病：糖尿病可引起视网膜病变，表现为视物模糊、视野缩小，严重时可能导致失明。

（5）足部病变：糖尿病引起的神经和血管损害，使患者易患足部病变，表现为溃疡、坏疽，严重时可能需要截肢。

2. 糖尿病的一般治疗措施有哪些

糖尿病需要综合治疗。不论哪种类型的糖尿病，不论病情轻重，都应进行饮食治疗，并尽量多地学习糖尿病知识，提高自我管理能力。同时，必须调动患者本人和家属的积极性，方能取得更好的控制效果。

糖尿病综合管理的 5 个要点（又称“五驾马车”）包括：糖尿病教育、医学营养治疗、运动治疗、药物治疗、血糖监测。

（1）糖尿病教育：患者及家属应尽可能多地学习、了解糖尿病及其并发症相关知识，积极向专业人士寻求帮助，谨遵医嘱进行治疗，提高自我管理的意识及能力。

（2）医学营养治疗：医学营养治疗是糖尿病的基础管理措施，旨在帮助患者制订营养计划，形成良好的饮食习惯，确定合理的总能量摄入，合理均衡分配各种营养物质，恢复并维持理想体重。

一般可根据“身高（厘米）-105”估计理想体重。成人正常体重者完全卧床时每日每千克理想体重需要给予能量 15 ~ 20 千卡，休息状态下 25 ~ 30 千卡，根据体力劳动情况酌情增加能量摄入。

膳食营养分配要均衡，碳水化合物供给量占总热量的 50% ~ 60%，成年患者每日主食摄入量为 250 ~ 400 克，限制单糖和双糖摄入。蛋白质摄入量占总热量的 15% ~ 20%，成年患者每日每千克理想体重给予 0.8 ~ 1.2 克，至少半数蛋白质应来自动物蛋白质。

每日脂肪摄入量占总热量的25%～30%，其中饱和脂肪酸摄入量低于总能量的10%，胆固醇摄入量低于300毫克/天。推荐富含膳食纤维的食品。每日摄入能量应合理分配于各餐次，可按照每日三餐1/5、2/5、2/5，或1/3、1/3、1/3分配。

（3）运动治疗：对于伴肥胖的2型糖尿病患者尤为重要，应在医师指导下进行，建议每周进行150分钟的中等强度运动。

（4）药物治疗：由于个体差异大，用药不存在绝对的最好、最快、最有效，除常用非处方药外，应在医生指导下充分结合个人情况选择最合适的药物。

目前，糖尿病治疗药物包括口服药和注射制剂两大类：口服降糖药主要有促胰岛素分泌剂、非促胰岛素分泌剂、二肽基肽酶-4抑制剂（DPP-4抑制剂）和钠-葡萄糖共转运蛋白-2抑制剂（SGLT-2抑制剂）。注射制剂有胰岛素及胰岛素类似物、胰高血糖素样多肽-1受体激动剂（GLP-1受体激动剂）。

（5）血糖监测：以血糖监测为主的病情监测亦非常重要。血糖监测指标主要是空腹和餐后血糖及糖化血红蛋白（HbA1c）。糖化白蛋白（GA）可用于评价血糖控制方案调整后短期的疗效。患者可以使用便携式血糖仪在家中进行自我血糖监测。

此外，病情监测还应包括心血管危险因素和并发症的监测，患者每年至少要进行一次血脂检查以及全面的心、肾、神经、眼底等相关检查。

知识扩展

糖尿病的综合控制目标有哪些

检测指标	目标值
空腹血糖	4.4 ~ 7.0 毫摩尔 / 升
非空腹血糖	< 10.0 毫摩尔 / 升
糖化血红蛋白（HbA1c）	< 7.0%
血压	< 130/80 毫米汞柱
男性高密度脂蛋白胆固醇（HDL-C）	> 1.0 毫摩尔 / 升
女性高密度脂蛋白胆固醇（HDL-C）	> 1.3 毫摩尔 / 升
甘油三酯	< 1.7 毫摩尔 / 升
未合并动脉粥样硬化性心血管疾病（ASCVD）的低密度脂蛋白胆固醇（LDL-C）	< 2.6 毫摩尔 / 升
合并动脉粥样硬化性心血管疾病（ASCVD）的低密度脂蛋白胆固醇（LDL-C）	< 1.8 毫摩尔 / 升
体质指数（BMI）	< 24 千克 / 平方米
尿白蛋白 / 肌酐比值	< 30 毫克 / 克
主要有氧活动	≥ 150 分钟 / 周

误区解读

糖尿病如果用药物治疗，就不需要忌口了

糖尿病的药物治疗虽然可以帮助控制血糖，但并不意味着患者可以不再注意饮食。药物治疗和饮食管理应该是相辅相成的。糖尿病患者仍然需要控制碳水化合物的摄入，避免过量摄入高糖食物和高热量食物，因为这些会导致血糖波动，影响治疗效果。

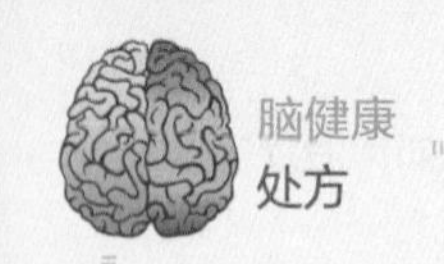

例如，胰岛素或口服降糖药可以帮助调节血糖水平，但如果患者摄入过多的糖分或不健康的饮食，药物的效果会受到限制，甚至可能出现血糖控制不良的情况。因此，糖尿病患者在药物治疗的基础上，仍然需要根据医生的建议，合理安排饮食，保持健康的饮食习惯，以帮助更好地控制血糖。

缺血性脑卒中后如何进行抗血小板治疗

李先生60岁，有长期高血压病史。一个月前突发右侧肢体无力、言语不清，紧急送医后被确诊为缺血性脑卒中。经过急性期治疗和康复锻炼，他目前病情稳定，能够独立行走。然而，面对未来的抗血小板治疗，他和家人仍然感到困惑和担忧。他们希望了解治疗的具体内容、药物的选择和使用方法，以及可能的副作用和长期效果。他们急需专业医生详细的解释和指导，以便做出明智的治疗决策，得知治疗期间的注意事项和如何调整生活方式。

小课堂

抗血小板治疗在缺血性脑卒中后的重要性不言而喻。这种治疗通过抑制血小板聚集，防止血栓形成，从而降低脑血管再次阻塞的风险，是预防脑卒中复发的关键措施。

1. 缺血性脑卒中后抗血小板治疗的目的是什么

抗血小板治疗的主要目的是防止血栓形成。在缺血性脑卒中后，脑血管可能已经受损或形成血栓，这增加了患者再次发生脑血管事件的风险。抗血小板药物，如阿司匹林和氯吡格雷能够干预血小板的活性，使其难以聚集和形成血栓，从而减少血管阻塞的可能性，有效预防脑卒中的复发。

2. 缺血性脑卒中后常用的抗血小板药物有哪些

常用的抗血小板药物包括阿司匹林和氯吡格雷。阿司匹林通过抑制血小板的血栓素生成途径，减少血小板聚集；而氯吡格雷则通过不同的机制抑制 ADP（二磷酸腺苷）介导的血小板聚集。通常根据患者的具体情况和药物耐受性选择使用。

3. 如何确定缺血性脑卒中后是否需要抗血小板治疗

决定是否需要抗血小板治疗需进行个体化评估。医生会根据患者的脑卒中类型（如大动脉粥样硬化性脑梗死）、既往病史（如高血压）、整体健康状况以及其他心血管疾病风险因素来综合考虑。高血压、糖尿病、冠心病等疾病的共存会增加再发脑卒中的可能性，这些患者通常需要长期的抗血小板治疗。

4. 抗血小板治疗的副作用和注意事项

抗血小板治疗虽然有效，但并非没有风险。常见的副作用包括胃肠道不适和出血倾向，特别是长期使用时需要密切监测和调整剂量。个别患者可能对某种抗血小板药物耐受性较差，需要考虑替换其他药物或调整治疗方案。因此，治疗过程中需与医生密切沟通和合作，在确保治疗效果的同时最大限度地减少副作用的发生。

知识扩展

1. 长期抗血小板治疗的研究证据

大规模临床试验明确显示，长期服用抗血小板药物显著降低了缺血性脑卒中的复发风险。这些药物尤其在高风险人群中表现出更为显著的预防效果，包括那些有高血压、糖尿病、冠心病等慢性病病史的患者。

2. 个体化治疗方案的重要性

个体化治疗方案尤为重要，因为每位患者对药物的治疗反应和耐受性可能不同。医生会根据患者的具体情况和临床表现，精确调整抗血小板药物的种类和剂量，以确保治疗的最佳效果，同时最大限度地减少副作用的发生。这种个性化的治疗策略不仅能有效预防脑血管事件的再次发生，还能提高患者的生活质量，保证长期预后效果。

误区解读

抗血小板治疗会导致严重出血

有些人担心，抗血小板治疗会导致严重的出血并发症，因此不愿意接受长期治疗。

长期抗血小板治疗确实可能会增加出血的风险，但这种风险通常是可以预测和管理的。医生在决定开展抗血小板治疗时会综合考虑患者的整体健康状况、脑卒中类型以及其他潜在的出血风险因素。例如，年龄较大或同时有胃溃疡等胃肠道疾病的患者，可能需要更加谨慎地监测和调整治疗方案。

然而，有研究数据显示，抗血小板药物能够有效预防血栓事件的发生，特别是在已经发生过缺血性脑卒中的患者中。这些药物通过不同的机制干预血小板的功能，阻止血栓形成，从而降低了脑血管再次阻塞的风险。对于大多数患者来说，抗血小板治疗带来的益处远远超过了潜在的出血风险，尤其是在医生指导合理使用的情况下。

因此，患者及其家人在决策时应充分了解抗血小板治疗的风险与益处，并与医疗团队密切合作。定期的医疗监测和沟通能够帮助确保治疗的安全性和有效性，从而更好地控制脑卒中的再发风险，提高生活质量，保证长期预后效果。

什么是抗凝治疗

李先生是一位中年会计师，由于工作压力大、长期久坐，常感腿部酸胀。朋友向他推荐了一种流行的“活血化瘀”静脉注射疗法，声称这种疗法能防止血栓形成，增加血液流动。李先生担心自己因坐姿时间长而易形成血栓，遂尝试此疗法。这在他的朋友圈里似乎已成为一种趋势，许多人都不自觉地认为自己属于“血栓高风险人群”，并且通过这种方法来预防。但实际上，这种方式是否科学有效？

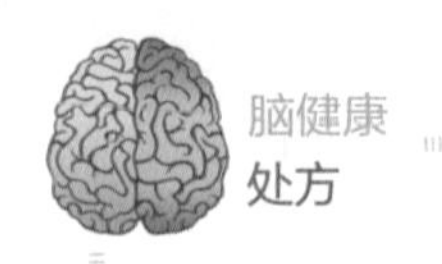

小课堂

1. 什么是抗凝治疗

抗凝治疗是通过药物或其他医疗手段减少血液凝固，防止血栓形成的治疗方法。常用的抗凝药物主要包括传统药物如华法林、肝素，以及新型口服抗凝药（NOACs）如达比加群、阿哌沙班、利伐沙班等。这些药物各有特点，例如华法林需要定期监测国际标准化比值（INR），以调整剂量，而 NOACs 则不需要频繁检测，使用更为便捷。

2. 谁需要进行抗凝治疗

抗凝治疗主要针对有血栓形成高风险的患者，如存在心房颤动、深静脉血栓等病症，及进行了心脏瓣膜置换的患者。对于普通人群而言，没有证据表明需常规进行抗凝治疗。

3. 抗凝治疗有哪些风险

抗凝治疗的主要风险是增加出血的可能性，包括胃肠道出血、脑出血等。因此，进行抗凝治疗的患者需在医生的监控下，定期检查凝血功能，调整药物剂量。

4. 如何安全地进行抗凝治疗

患者应遵循医生的指导，不应自行购买药物或更改药物剂量。在进行抗凝治疗期间，应避免与其他可能增加出血风险的药物同时使用，比如非甾体抗炎药。同时，应定期进行血液检测，监测治疗效果和副作用。

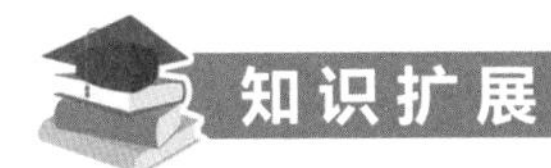

知识扩展

1. 抗凝治疗的监测和管理

接受抗凝治疗的患者需要定期到医院进行血液检测，监控凝血指标，防止出血或血栓复发。对于使用华法林的患者，需要定期检测 INR 值，确保在安全范围内。对于服用 NOACs 的患者，虽然日常监测较少，但在手术或有出血风险的情况下，仍需医生评估和调整用药。

2. 抗凝治疗在特殊人群中的应用

在老年人、肝肾功能不全者或有其他并发症的患者中，抗凝治疗的风险与益处需仔细权衡。老年人由于体内药物代谢能力减弱，容易发生药物累积与出血，因此剂量需要谨慎调整。对于肝肾功能不全的患者，许多抗凝药物的代谢和排泄可能受影响，需要特别监测和调整剂量以确保治疗的安全性。

误区解读

静脉注射“活血化瘀”药物可以预防血栓，适用于久坐人群

这一想法并不完全正确。首先，血栓形成是由多种因素引起的，包括血液流动缓慢、血管内皮损伤和血液高凝状态。久坐确实可能导致下肢血流减缓，增加血栓风险，但并不意味着所有久坐人群都需要通过静脉注射来“预防”血栓。实际上，没有足够的科学证据支持通过静脉注射“活血化瘀”药物能够预防血栓。正确的预防措施应包括定期活动腿部、适当休息以及维持健康的生活习惯。

对于高风险人群，如有必要，应在医生的指导下采取医学上的抗凝治疗。这种误区可能导致人们忽视了更为有效和安全的预防方法，而选择未经证实的治疗方式，不仅可能无效，还可能带来不必要的健康风险。

什么是手术治疗

早上，张先生在单位里办公，突然感觉话说不清楚，左边的手和脚也没力气了，被紧急送往就近的医院。经过医生的接诊和后续检查，考虑为右侧大脑中动脉闭塞导致的急性脑梗死。经过评估，医生为张先生进行了急症取栓治疗，并在术中植入支架。术后张先生的病情好转，基本上没有留下什么后遗症。原来，对于大血管急性闭塞引起的脑梗死，尽早地采取手术治疗，开通闭塞的血管，能争取到一个相对不错的结果。

小课堂

1. 脑卒中的手术治疗方式有哪些

脑卒中的手术治疗主要包括机械取栓、支架植入术和颈动脉内膜切除术。①机械取栓：是一种介入微创的方式，取栓支架经微导管到达血管闭塞的部位，进而将血栓取出体外，开通原本堵塞的血管。②支架植入术：在明显狭窄的血管处放入支架，改善远端的血流供应，以达到预防脑卒中复发的目的。③颈动脉内膜切除术：外科手术切除增厚的颈动脉斑块，然后再缝合颈动脉，达到减轻颈动脉狭窄和改善临床颈动脉狭窄相关症状的目的。

2. 哪些患者需要手术治疗

①存在急性大血管闭塞引起的致残性脑梗死患者，主要目的是通过开通闭塞的血管，来减轻脑卒中相关的不良后果。②发生过脑梗死，并且存在中重度颅内大动脉狭窄（血管狭窄超过 50%）的患者，主要目的是预防脑卒中的复发。③既往有过脑梗死，或者有过与颈动脉狭窄相关的症状（如一过性黑矇、言语不清、单侧肢体无力等），并且存在中重度的颈动脉狭窄（血管狭窄程度超过 50%）的患者。④对于没有症状的重度血管狭窄的患者而言，如果其相关手术并发症发生的风险相对较低，可以考虑给予手术治疗。

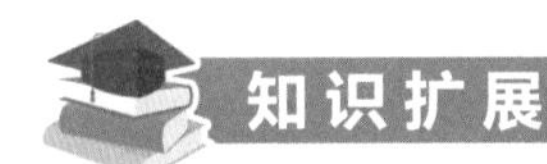

知识扩展

脑血管支架植入术后需要注意什么

（1）患者需要在医生的指导下长期、规范地使用抗血小板药物以及降脂药物，有助于预防心脑血管疾病的发生。切不可自行停药、减药或者调药。服药期间，注意观察有无大便发黑、鼻出血、口腔出血等异常情况，如发生异常情况，须立即就医诊疗。

（2）遵循医嘱定期随访，一般需要定期检测血生化指标（如血常规、肝肾功能、血脂和凝血功能）并复查血管情况，于神经内科门诊复诊。

（3）对于合并有高血压和糖尿病的患者，需要同时管理好血压和血糖的情况，养成每天监测血压和血糖的好习惯，按时服用降压和降糖药物。

（4）保持健康的生活方式。可以根据自己的身体情况，每周进行适当的体育锻炼，控制好体重。戒烟戒酒，避免摄入油脂过高的食物。合并有高血压和糖尿病的患者还需要坚持低盐低脂饮食。

什么是脑卒中后的康复治疗

李阿姨半年前突发右侧肢体活动不力，被诊断为缺血性脑卒中，住院一周后右侧肢体活动虽有改善，但仍影响穿衣、吃饭及行走。李阿姨很着急，担心落下残疾。医生告诉她，在神经内科的急性期治疗主要为了稳定病情，功能恢复需要进一步的康复治疗，接受康复治疗她还是有希望恢复生活自理的。李阿姨很受鼓舞，转到专业的康复医院积极配合康复治疗，5个月后她的肢体活动恢复正常了。那么，什么是康复治疗？脑卒中后多久应该开始康复治疗？

小课堂

1. 什么是康复治疗

康复治疗是指促使损伤、疾病、发育缺陷等因素造成的身心功能障碍恢复正常或接近正常的治疗方式。脑卒中后活动减少影响患者的神经肌肉、心血管、呼吸和免疫功能，增加静脉血栓形成和关节挛缩的发生风险，降低患者的恢复能力。因而，需要根据患者的体力、耐力和心肺功能情况，循序渐进地开展康复治疗。这样可以加快恢复速度，减轻残疾和改善功能，提高日常生活能力和生活质量，最终目的是使患者回归家庭和社会。

2. 脑卒中后的最佳康复时机是什么时候

脑卒中后康复就像婴儿学习走路一样需要一个过程。目前认为脑卒中后一年之内康复治疗都可能有效，发病后 3 个月是恢复黄金时期，早期开始康复治疗可以更好地改善患者功能，建立康复信心。但是，并不是越早开始康复治疗越好。脑卒中后急性期内由于病情尚不稳定，康复治疗有可能会加重病情。目前认为，血压、心率、呼吸、体温稳定，48 小时内病情没有进展后就应该进行康复评估，尽早开始康复治疗。同时，康复治疗方案需要根据功能障碍的评估结果确定，切忌因着急做超出自身状态允许的训练。比如存在吞咽困难的患者若过早经口进食，容易导致食物经气管吸入肺内，引发吸入性肺炎，严重时可出现窒息而危及生命。

知识扩展

脑卒中的康复治疗主要有哪些

脑卒中的康复治疗主要包括运动障碍康复、吞咽障碍康复、语言障碍康复等。

（1）运动障碍康复：脑卒中康复的重点是运动障碍康复。卧床患者以床旁被动活动及坐起训练为主；可以保持独立坐位的患者主要进行由坐到站立的训练，可酌情进行站立训练；可保持独自站立的患者主要进行站立及步行训练。

（2）吞咽障碍康复：中重度吞咽困难患者应考虑经鼻胃管肠内营养，同时进行口轮匝肌训练、舌运动训练、增强吞咽反射能力

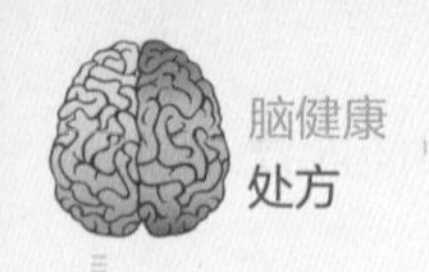

训练、咽喉运动训练、空吞咽训练、冰刺激、神经肌肉电刺激等吞咽功能训练。

（3）语言障碍康复：对存在语言障碍的患者从听、说、读、写、复述等几个方面进行评价，针对性地给予相应的简单指令训练、口颜面肌肉发音模仿训练、复述训练，重度口语理解障碍的患者可尝试用文字阅读、书写或交流板进行交流。

误区解读

康复完全是康复医师和治疗师的事儿

部分患者觉得到医院进行康复治疗，就都可以完全依赖康复医师和治疗师了，这是不对的。康复治疗应以团队模式进行，需要患者本人、患者家属、康复医师、康复治疗师、护士等的共同努力，并且强调患者主动参与。患者本人要坚定信心，积极配合康复治疗。患者家属要陪伴、鼓励和督促患者治疗，这样可以增强患者的信心。但是支持太多可能会使患者产生依赖心理。此外，在康复训练中患者主动训练的程度越高，其功能恢复和生活质量的提高程度就越好。

脑血管病预防与治疗新技术：缺血预适应

70岁的张大爷，曾经是个活跃在社区的老人，然而，他有间断性头昏不适的毛病多年，一次去医院检查发现左右两侧的动脉堵塞了，并且脑内有多发的缺血灶，医生告诉他存在较大的脑梗死风险，这让张大爷很担心。医生建议他保持健康的生活方式，并坚持应用缺血预适应治疗，几年过去了，张大爷不仅没有出现脑梗死，而且头晕不适也彻底消失了。那么，缺血预适应究竟是什么？它适用于哪些人呢？

小课堂

1. 什么是缺血预适应，为什么说它是新技术

缺血预适应是一种新兴的物理治疗方法，通过血压计袖带在上肢进行 4 ~ 5 个循环的短暂血流阻断和恢复，激发人体内源性的应急保护机制，不仅可以增强对未来可能发生的重要器官缺血的防御能力，还可以减轻正在发生的脏器损伤。

虽然“适应”现象在生活中随处可见，但把适应作为一种防治疾病的技术进行研究和应用的时间并不长。缺血预适应在 20 世纪 80 年代被提出，但在近 20 年才得到了快速发展和应用。近年来，在脑卒中领域的国内外多项大型临床研究证实，缺血预适应没有明显的毒副作用，并且对某些患者有益。目前，国内外的科学家，仍在不断地探索缺血预适应治疗对心脑血管病患者的益处。因此，缺血预适应是一种新兴的治疗技术。

2. 缺血预适应主要针对哪些人群

国内外研究发现，缺血预适应治疗具有很好的安全性，其可被用于以下人群：①心脑血管病高危人群：对于具有高血压、高血脂、高血糖、高体重、家族史等心脑血管病风险因素的人群，缺血预适应治疗可以提高心、脑耐受缺血的能力，预防心脑血管病发生。②缺血性心脑血管病患者：对于已经患有冠心病、心绞痛、心肌梗死、脑梗死等缺血性心脑血管病的患者，缺血预适应治疗可以提高心脑细胞的缺血耐受能力，减轻心、脑损伤，改善生活质量。③亚健康人群：对于长时间久坐、活动较少的人群，以及经常感到头晕、头痛、失眠、记忆力减退、胸闷、心慌等的亚健康人群，缺血预适应治疗可以减轻身体不适症状，提高生活质量。

知识扩展

1. 缺血预适应有哪些具体方法

缺血预适应治疗在现实生活中比较容易操作的是通过肢体进行训练，具体的操作包括：将血压计袖带敷于上臂，如同测量血压一样，然后应用特殊的设备向袖带内注入气体，使袖带内压力逐渐增加（一般为 200 毫米汞柱）进而阻断上肢血供，阻断 5 分钟后释放袖带内压力，5 分钟后再次加压重复上述过程，如此反复进行 4 ~ 5 次，即为 1 次缺血预适应治疗。

2. 应用缺血预适应有哪些注意事项

在上肢进行缺血预适应治疗的操作与测量血压类似，故绝大多数人对缺血预适应治疗的耐受性良好，研究发现，即便是重症脑血管病患者也具有良好的安全性。但是，在上肢实施缺血预适应治疗时应注意，当上肢存在软组织损伤、肢体畸形和血管损伤等情况，或者合并有出血性疾病和收缩压超过 200 毫米汞柱时，应尽可能避免进行缺血预适应治疗。此外，锁骨下动脉为向上肢供血最主要的大动脉，当锁骨下动脉重度狭窄时应避免在这一侧肢体上进行缺血预适应治疗，可以选择对侧进行。

误区解读

1. 缺血预适应治疗越多越好

虽然缺血预适应治疗可以提高机体对缺血的耐受性，但过于频繁地进行治疗并不一定能够起到成倍的效果，目前多数专家推荐每天进行 2 次治疗。

2. 缺血预适应可以替代其他治疗方法

缺血预适应是一种物理治疗措施，但其不能替代任何生活方式调整、危险因素控制等基础治疗和药物及手术等针对性治疗。比如，对于脑梗死患者来说，危险因素控制、生活方式调整、药物治疗、介入治疗和手术治疗等仍然是主要的治疗手段，在此基础上联合缺血预适应治疗能够起到更好的效果。

答案：1. B；2. D；3. √

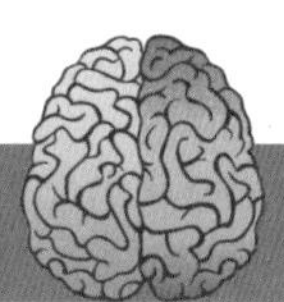

健康知识小擂台

单选题：

1. 下列哪项生活方式的改变对脑卒中患者降压治疗最为重要？（　）

   A. 增加盐分摄入　　B. 定期进行有氧运动

   C. 增加脂肪摄入　　D. 减少水分摄入

2. 下列哪一项不属于脑卒中恢复期的治疗方法？（　）

   A. 控制血压　　B. 戒烟

   C. 控制血脂　　D. 静脉溶栓

判断题：

3. 对出血性脑卒中患者禁止进行溶栓治疗。（　）

脑血管病该如何
治疗自测题

（答案见上页）

脑血管病的
预防与康复

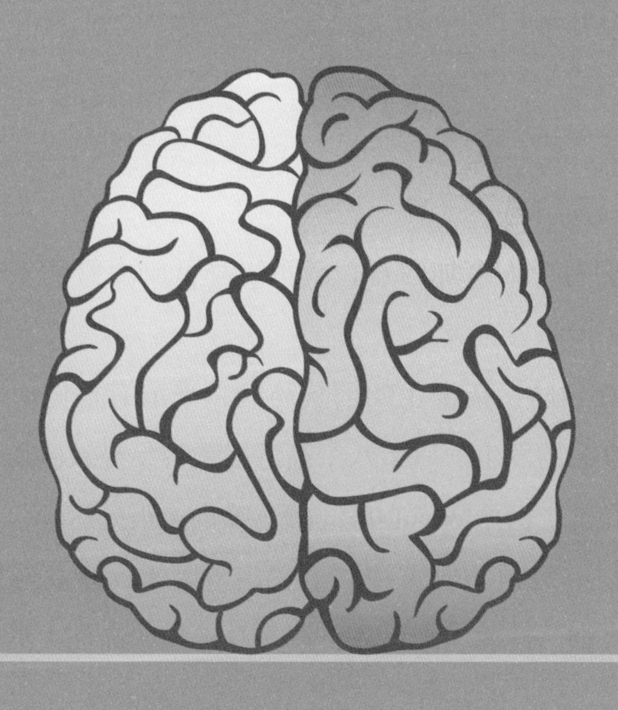

本章我们将探讨如何通过生活方式的调整和科学的健康管理，构筑起预防脑血管病的坚实防线，为患者重返健康生活护航。

如何通过生活方式管理预防脑血管病

王先生是一名退休工人，吸烟20余年，有高血压，每天晚饭的时候喜欢喝上一杯酒。春节前的一天，他突然出现右侧肢体活动不灵，住院治疗后遗留右腿拖着走路的问题。从此，王先生就特别注重康复锻炼和养生，按照医生要求每天吃药，酒戒了，烟也抽得少了。上个月老朋友聚会，王先生一高兴喝了二两酒，晚上突然出现右侧肢体完全不能活动、言语不清，送到医院一查，再次发生了脑梗死。王先生的脑血管病能预防吗？如何预防？

小课堂

脑血管病可以预防吗

只要我们每个人多加注意，就可以降低脑血管病发生的可能性。脑血管病预防分三级。

（1）一级预防：指没生病前要防病，采取有益健康的生活方式预防脑血管病的发生。以下八个高危因素容易导致脑血管病：高血压、血脂异常、糖尿病、心房纤颤、吸烟、很少运动、肥胖、脑卒中家族史。一级预防要求控制上述高危因素，建立健康生活方式。王先生吸烟、饮酒、高血压，属于易患病的高危人群，在没有患病前就应该戒烟戒酒，口服降压药物控制血压，降低脑血管病的发生概率。

（2）二级预防是针对已经发生了脑血管病的患者，采取措施防止脑血管病的复发。王先生得过一次脑血管病，复发的概率很高。所以在上面提到的一级预防控制危险因素、保持健康生活方式的基础上，还需要长期口服抗血小板药物和降脂药物，并且要定期监测血压、血脂、血糖等指标，确保控制达标。

（3）三级预防是指发生脑血管病后的重症抢救以及康复治疗。

知识扩展

1. 必须戒烟吗，减少吸烟的量可以吗

吸烟对血管危害极大，烟草中的尼古丁使血管痉挛，血管内皮损伤，形成动脉粥样硬化斑块，造成血管狭窄。同时还会引起血液流动慢，血液呈高凝状态，极其发生血管堵塞，引起脑血管病。“每天多吸一支烟”导致死亡风险增加。吸烟的危害太大，因此建议戒烟。本身不吸烟的也要远离吸烟场所，避免被动吸烟。

2. 如何衡量运动量的多少

适量的运动可以增加血管弹性，还可以降低血糖、血脂，预防脑血管病的发生。最低运动量标准：每周至少进行 150 分钟中等强度运动或者 75 分钟高强度运动。最佳运动量标准：每周进行 300 分钟中等强度运动或者 150 分钟高强度运动。中等强度运动就是指运动时呼吸心跳加快，身体微微出汗，走路就是典型的中等强度运动；高强度运动是指运动时呼吸心跳显著加快，大量出汗，跑步从一般意义上说就是高强度运动。

3. 为什么饮酒是脑血管病的危险因素

“何以解忧？唯有杜康。”人们在享受乙醇带来快乐的同时，更多面临着乙醇对肝脏、心脏的损害，乙醇还会诱发高血压、糖尿病，导致血管内皮细胞受损，加剧动脉粥样硬化，严重时还会堵塞血管，使脑卒中风险增加。

脑血管病康复是一场“马拉松”

老王今年 66 岁，1 个月前在凌晨 4 点多上厕所时突发右侧肢体乏力、言语无法表达。经过对症救治后仍存在右侧肢体活动受限，步态不稳。查体右胳膊能上举过头，可触摸到后背，能做握拳、对指动作，右腿屈伸的同时可做勾脚尖动作。能够独自坐稳，站立需要搀扶，平衡性稍差。日常生活部分依赖他人，存在轻度功能缺陷。跟老王一样，有很多患者想问：“脑卒中之后，到底能不能够康复？”那么，脑卒中患者的康复期会有多久，都有哪些康复治疗方法呢？

小课堂

1. 脑卒中之后的康复时期如何划分

脑卒中康复是长期过程，脑功能的重塑有两个重要时段。

（1）在发病 0 ~ 3 个月内有针对性地进行康复训练，相应的脑功能区域会受到刺激，有助于神经通路的修复重建，该阶段进行的康复训练意义重大。

（2）发病 3 ~ 6 个月期间，积极的康复训练也会取得较好效果。之后进展会慢一些，但并不会停滞。例如，失语症患者发病后 3 ~ 6 个月是语言功能恢复的高峰期，但研究发现发病后 2 ~ 3 年的失语症患者，只要坚持系统的、强化的言语治疗，仍会有不同程度，甚至明显的改善。

所以，当脑卒中之后，依靠其他正常的脑细胞是可以代偿的，而人大脑的可塑性是终身的，也就是说，随着康复训练不断地进行，功能恢复会越来越好。

2. 脑卒中之后能在短时间内恢复功能活动吗

经过系统的康复锻炼，大部分患者下肢恢复较快，在几个月内，就可以通过手杖或是助行器等重新站立甚至步行。上肢的功能恢复一般比下肢慢一些，而手的运动恢复则需要更长时间。

功能的恢复一般“从大到小、从近到远”，也就是说比较大的肢体动作通常会恢复得更快一些，而精细的运动则需要较长的时间。想恢复到“以前”的状态，需要长时间系统的锻炼。

知识扩展

1. 脑卒中后需要时刻观察患者心理变化吗

脑卒中后短期内出现抑郁状态是常见的心理障碍，这种不良“心情”，并非故意闹脾气或脆弱敏感，也并非脑卒中后的“正常”过程，而是一种精神类并发症，叫卒中后抑郁，而且绝非个例。

常用心理干预疗法有：患者中心疗法、行为疗法、支持性心理治疗、认知疗法以及患者家属的心理干预等。

2. 脑卒中后患者会经历怎样的心理阶段

震惊期→否认期→抑郁期→反对独立期→适应期。

3. 脑卒中患者需要做好哪些身体储备

（1）营养方面：饮食低脂低盐，碳水、蛋白质、优质脂肪三大必需营养素每餐按一定比例搭配，同时在进食过程中需要注意温度、速度、角度，保证进食安全性和有效性。

（2）运动方面：运动前要有准备活动，避免运动突然开始；如果身体状况欠佳，应暂停运动多休息，待疲劳症状消失后再恢复运动；如果运动过程中出现胸闷、胸痛、憋气、头晕、无力等不适症状，应立即停止活动。

脑卒中康复治疗的起源与发展

在20世纪前半叶，现代医学关于脑卒中的康复治疗仍然是一片空白，教科书只是提到脑卒中的病因和鉴别诊断。大规模的脑卒中康复是伴随着世界大战中脑和脊髓损伤士兵的康复而发展起来的。在第二次世界大战之前，世界上几乎没有真正的康复医院，脑卒中和脊髓损伤患者的生命是短暂的。也正是由于20世纪两次世界大战后各种战伤的遗留问题，促使了真正意义上现代康复医疗的出现和发展。

康复过程中日常应该关注哪些指标

一天老李在公园里悠闲地遛弯儿，突然看到老王在家人的搀扶下，晃晃悠悠地向他走来，他惊讶地问：“老王你之前脑梗死不是恢复得能买菜做饭了吗？这又怎么啦？”老王垂头丧气地嘀咕道：“我上次脑梗死经过静脉溶栓及康复治疗，恢复得确实好，但好了伤疤忘了疼，出院后我药吃完了就没再买，大鱼大肉又摆上了桌，这才出院2个月，又犯病了！可惜这次没有上次幸运，悔不当初呀！”老王这才知道，脑梗死患者康复过程中的血压、血糖、血脂管理对于防治脑卒中至关重要。

小课堂

1. 康复过程中个人应如何监测血压、血糖、血脂

脑卒中康复期就像是在重建被洪水冲毁的家园。高血压、高血糖和高血脂就像是隐藏在周围的洪水隐患，因此，积极监控这些因素就像筑高堤坝，防止洪水再次侵袭。康复过程中一般要每天测量血压，血压最好要控制在130/80毫米汞柱左右，而且要保持血压相对平稳，忽高忽低的血压对血管的损害更大。对于血糖的控制，除了要监测空腹血糖更要关注餐后血糖，空腹血糖控制标准为4.4～7.0毫摩尔/升，餐后2小时血糖控制在10.0毫摩尔/升左右。高血脂是形成动脉斑块的重要原因之一，总胆固醇应该低于5.17毫摩尔/升，低密度脂蛋白水平低于2.6毫摩尔/升，甘油三酯低

于 1.7 毫摩尔 / 升。

2. 康复过程中个人应如何控制高血压、高血糖、高血脂

首先，饮食对于康复期患者尤为重要，建议采用低盐、低脂、低糖饮食；其次，遵医嘱按时服药并定期复查控制指标，药吃完了要及时购买，要弄清楚哪些药要长期吃，哪些药临时吃；最后，适当的体育运动是永葆青春的秘籍，“三高”患者可以通过散步、慢跑、打太极拳等方式进行锻炼，以达到控制血压、血糖及血脂的目的，降低脑卒中风险。

知识扩展

什么是杂粮，脑卒中康复阶段的糖尿病患者可以无限制地吃杂粮饭吗

为了更好地控制脑卒中患者的血糖，医生都会嘱咐糖尿病患者要少吃主食（米饭、馒头等），而主食吃少了，肚子又容易饿得咕咕叫，广大“糖友”因此进退两难、苦不堪言。而这时候杂粮就成了广大糖尿病患者的“救命稻草”，那杂粮饭真的对控制血糖有帮助吗？吃杂粮就可以无节制了吗？杂粮通常指除精白米和面粉之外的各种谷物，如燕麦、玉米、小米、黑米、高粱、荞麦。这些谷物含有较多的膳食纤维，因为它们被消化吸收较慢，血糖提升相对缓和，所以相较于米饭、馒头，是有一定的好处的。但是，“杂粮虽好，病友们也不能贪嘴”，糖尿病患者食用杂粮时也应注意适量，即使是杂粮，也含有碳水化合物，不要完全以杂粮为主，全谷物和杂豆类等杂粮应占主食的 1/3 左右，要保证餐餐有蔬菜，每天应达

500 克，其中深色蔬菜占一半以上。此外，也要适量地吃鸡、鱼、肉、蛋，补充蛋白质，要少吃烟熏、烘烤、腌制等加工肉类制品，限制盐、糖、油的摄入。这样才能在控制好血糖的同时，让我们的身体营养更加均衡。

误区解读

1. 血压、血糖及血脂控制正常了就不会得脑梗死了

血压、血糖及血脂正常并不意味着绝对不会得脑梗死。脑梗死的发生受多种因素影响，血压、血糖及血脂只是其中的重要影响因素，其他一些风险因素也可能导致脑梗死的发生，比如吸烟、肥胖、饮酒过多等这些我们能控制的因素，还有一些我们不能控制的因素，如年龄、先天血管发育情况等。但只要我们控制好血压、血糖及血脂就能大大地降低得脑梗死的风险。

2. 脑梗死合并有高血压的患者，血压正常就不用再吃药了

这种理解是不正确的。有些患者可能在药物治疗、改变生活方式后，血压得到了良好的控制。然而，这并不意味着高血压已经治愈，而是说明治疗措施有效。如果突然停止服用降压药，血压可能会再次升高，这可能会增加患者脑卒中或其他健康问题的风险。因此，即使血压正常，患者也不应自行停药或改变药物剂量。要向专科医生说明自己的情况，根据医生的意见进行以后的血压控制，这样才能让我们的身体得到最好的呵护。

嘴角歪斜、流口水该怎么办

李阿姨是一名退休的环卫工人，平时血压、血糖都比较高，且酷爱吃肉，2个月前得了脑梗死，住了10天医院。通过积极的治疗和康复训练，1个月后李阿姨基本上可以独立行走和穿衣，但嘴巴歪、吃饭时容易流口水等症状让一直注重自我形象的李阿姨感到十分困扰，为此李阿姨曾多次就医咨询，情绪也越发焦虑。

小课堂

1. 为什么脑梗死后会出现嘴歪、流口水

脑梗死后出现嘴歪、流口水等症状，为中枢性面瘫的表现，是面部肌肉脱离了大脑神经支配所导致。其特征为面部上半部分动作，如闭眼、抬眉、皱眉等均正常，而面部下半部分因一侧肌肉瘫痪，导致一侧嘴角下垂、鼻唇沟变浅等。具体表现为微笑或吃饭时患侧嘴

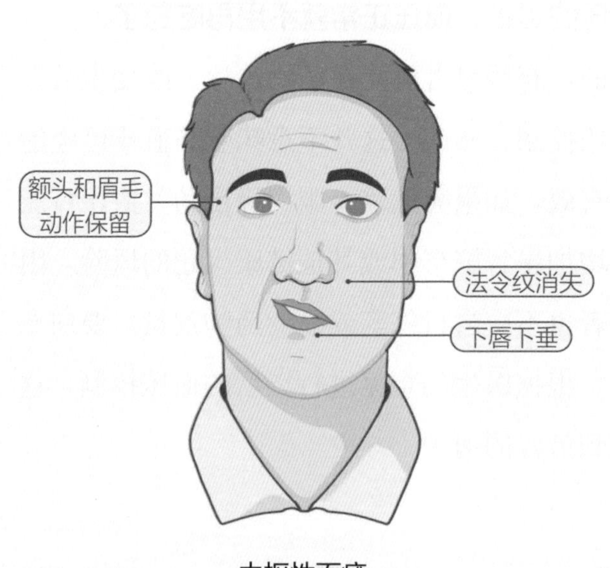

中枢性面瘫

角不能上提而显得整个嘴巴歪向健侧、口水不自觉地从患侧流出。

2. 面瘫患者如何进行康复锻炼

患者可以随身携带一面小镜子，随时观察自己面部是否对称。平时可以进行面部肌肉的按摩，每天次数不固定，或者做一些对称性练习，如示齿、噘唇、鼓腮、吹口哨等。有条件的患者可每日练习吹气球，以达到锻炼面部肌肉的效果。重复练习这些动作不仅可增强唇肌和颊肌的力量，也可增强患侧口腔及面部的本体感觉。除此以外，针灸治疗具有疏通经络、活血散瘀的作用，其通常以面部局部穴位为主，还可以配合合谷、足三里等，具有较好的临床效果。

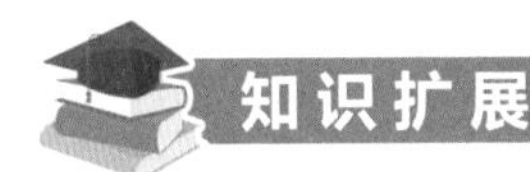

知识扩展

发生中枢性面瘫的原因都有哪些

中枢性面瘫，主要是由于大脑内控制面部肌肉的神经通路受损所引起，而非面神经本身的问题。其可能的原因有以下几点。

（1）脑血管病：脑卒中（包括脑梗死和脑出血）是最常见的原因之一。这些情况都能损害控制面部肌肉运动的脑区。

（2）脑部创伤：头部受到严重外伤，如交通事故、跌倒或颅骨骨折，可能导致大脑内控制面部运动的区域受损，引起面瘫。

（3）脑炎或脑膜炎：中枢神经系统受到病毒感染或细菌感染（如脑炎或脑膜炎）时，炎症反应可能累及面部运动的脑区，引起面瘫。

（4）脑肿瘤：位于大脑特定区域的肿瘤，可能压迫或侵犯控制面部运动的神经通路，导致面瘫。

（5）代谢性疾病：如糖尿病等代谢性疾病，可能因长期血糖控制不当损害神经通路，间接引起面瘫。

（6）乙醇或药物中毒：长期大量饮酒或某些药物中毒也能损伤脑部功能区，影响面部神经功能。

（7）血管机能不全：血管疾病，如高血压、动脉粥样硬化等导致的血管机能障碍，可能影响大脑血供，进而引起面瘫。

小故事　从中医学视角看脑卒中的演变

中医学认为，中风以突然昏仆、口眼歪斜、半身不遂为临床特征。因其病起急骤，变化迅速，与自然界风之“善行而数变”相类似，故名“中风”，亦称“卒中”。

《黄帝内经》中就有大量与中风相关的记载，如大厥、薄厥、仆击、偏枯等。金元时期诸多医家逐渐强调“内风致中”的观念。明代医者提出“内伤积损”的论点。清代及近现代学者提出“肝风内动致中”的观点。

直到近现代，学者们提出营卫病变的观点，即不运动、超重/肥胖、高血压、糖尿病、动脉粥样硬化等中风危险因素相互关联的内在机制，是导致血脉损伤的基本环节，并贯穿于血脉损伤的全过程。

吃饭喝水经常呛咳该怎么办

20多天前，80岁的王先生突发左侧肢体无力，说话含糊不清、声音嘶哑，还恶心呕吐，吞咽十分困难，无法正常进食。王先生的子女将其紧急送往医院后，被诊断为脑梗死。经过积极的治疗和王先生及家属的努力配合，现在王先生可以在他人的搀扶下站立一会儿，但因为无法正常进食，仍需留置营养管，并且仍有间断性的发热、咳痰等症状，为此王先生一家十分焦虑，于各地就医咨询，王先生的情绪波动也很大。

小课堂

1. 为什么脑梗死后会出现吞咽困难

吞咽困难是由于下颌、双唇、舌、软腭、咽喉、食管括约肌或食管功能受损而产生的进食困难现象。同时，常常伴有“误吸”的情况，即食物或液体进入了声带以下的气管，表现为：咳嗽、气短、呼吸困难等。脑梗死后由于主管吞咽的肌肉脱离了大脑的控制，使得进食与吞咽不能协调配合，即产生了吞咽困难、呛咳、误吸等现象。

2. 吞咽困难患者如何进行康复锻炼

（1）基础口腔肌肉锻炼

1）鼓腮吹气：鼓起脸颊并尝试吹气，可以增强口轮匝肌的力量。

2）舌肌锻炼：通过伸出舌头、尽力触碰鼻子或下颌，以及在口腔内做左右移动，来增强舌肌的力量和灵活性。

3）张口闭口锻炼：反复张大嘴巴然后闭合，可以使用咬合器辅助，以增强咀嚼肌和颞肌的力量。

（2）吞咽反射促进

1）冷刺激：使用冰棉棒轻轻刺激腭咽弓，同时发出声音，如“a”音，以激活吞咽反射。

2）感觉促进综合训练：在吞咽食物前，增加汤匙下压舌部的力量，帮助提高吞咽意识和效率。

（3）声门上吞咽训练（屏气吞咽）：深吸一口气，屏住呼吸进行空吞咽，之后立即咳嗽，以训练在没有空气进入情况下的安全吞咽。

（4）咳嗽训练：强化咳嗽能力，有助于清除误吸的食物或液体，保护呼吸道。

知识扩展

饮水呛咳的分级标准

饮水试验是日本学者洼田俊夫提出的判断有无吞咽困难的试验方法，分级明确，操作简单，用以确定患者是否存在吞咽困难及吞咽相关风险。

患者端坐，喝下 30 毫升温开水，观察所需时间和呛咳情况。

（1）1 级（优）能顺利地 1 次将水咽下；

（2）2 级（良）分 2 次以上，能不呛咳地咽下；

（3）3 级（中）能 1 次咽下，但有呛咳；

（4）4 级（可）分 2 次以上咽下，但有呛咳；

（5）5 级（差）频繁呛咳，不能全部咽下。

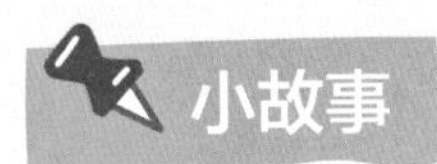

耳朵里的咳嗽之谜

小张是一位年轻的上班族，最近在清洁耳朵时总是忍不住咳嗽，他感到困惑，难道掏耳朵也会引发咳嗽？于是去看医生。医生笑了笑，告诉小张：“这并不是什么病，而是正常的生理反应。”原来，咳嗽反射是由迷走神经控制的，它覆盖了很多内脏器官，外耳道和咽喉也有共同的神经分支。所以，当耳道受到刺激时，迷走神经会引发咳嗽反射，类似于呛咳。医生解释道，这种现象在一些人身上更为常见，并不意味着身体有问题。小张听后松了口气，明白了咳嗽的“来龙去脉”。

脑血管病患者如何自我穿衣

周老伯是一名退休教师，平时买菜做饭，接送孙女上下学，家务事处理得井井有条，每日还练习书法、慢跑健身。然而，幸福充实的退休生活很快就因为一次脑梗死戛然而止。突发脑梗死后，周老伯接受了急诊取栓手术和药物治疗，并在第一时间进行了康复训练，很快就能翻身坐起，被搀扶着下地。但是右上肢瘫痪恢复不理想，家务事干不了，连生活自

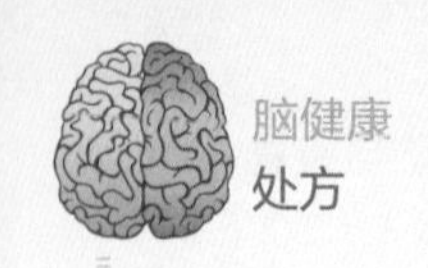

理都难以完成。周老伯感到非常沮丧："平时我很注重仪容仪表，可是现在右手无力，连自己穿衣服都完成不了！"那么，让我们一起来看看有什么好办法能够替周老伯解决穿衣的难题吧！

小课堂

1. 脑血管病患者应该选择什么样的衣物

首先应选用宽松、简单的衣物，如开衫、方扣、袖子散口的衣服，或者套头式的上衣；选松紧口休闲式裤子。避免选择有复杂扣子、拉链或者细致装饰的衣物，以便患者能够更容易、更快捷地学会穿衣。必要时可对现有的衣服略加修改，以帮助患者穿脱，如将纽扣换成挂钩或尼龙搭扣。

2. 脑血管病患者穿衣的方法和步骤是什么

遵循先穿患侧，再穿健侧；先脱健侧，再脱患侧的原则。

（1）穿上衣的方法和步骤：①取坐位，衣服内面朝上平铺在双膝之上；②用健侧手抓住衣领及对侧肩部，将袖口自患侧上肢穿过，并将领口部拉至肩部；③健侧手沿衣领从头后绕过，并将健侧上肢穿进袖口；④整理上衣，可用健侧拇指撑开扣眼套上纽扣。

（2）穿裤子的方法和步骤：①取坐位，用健侧手先将患侧裤腿穿过患侧下肢，并拉至膝部上方；健侧下肢穿入另一侧裤腿；②改为仰卧位，健侧膝关节屈曲，努力向上抬起骨盆，同时用健侧手向上提拉裤子至髋；③最后系纽扣，拉拉链，系皮带并整理。

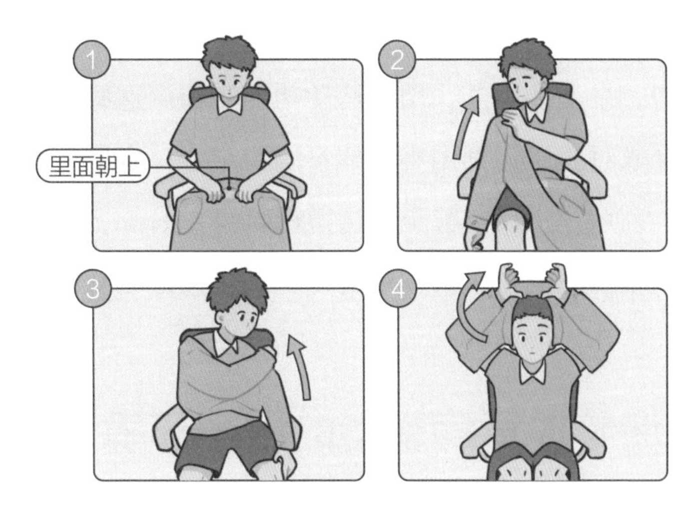

脑血管病患者穿衣练习

3. 脑血管病患者练习穿衣有哪些注意事项

患者在学习穿脱衣物时，要确保有足够的坐位平衡能力，以防止跌倒等意外事件。平衡能力较弱的患者坐在有靠背的椅子或者轮椅上，平衡能力较好的患者可以坐在床边完成。训练初期，患者应在家人或护理人员的陪伴下进行，以便在需要时提供帮助。随着训练的深入，可以逐渐减少帮助，让患者独立完成穿衣过程。在进行穿衣训练前，要观察患者的身体状况，如有头晕、疲劳等不适，应暂停训练。

知识扩展

脑血管病患者为什么会出现穿衣困难

脑血管病患者，无论是脑出血还是脑梗死，若病情严重，均可能导致重要部位脑神经元或神经轴索坏死，引起严重神经功能障碍。这些患者即使经过及时抢救治疗和积极康复锻炼，仍然可能遗

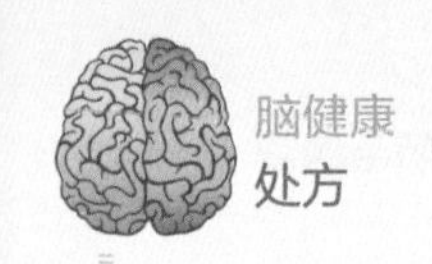

留不同程度的上下肢和躯干关节活动受限，存在认知感觉障碍、定向功能障碍，平衡能力差，精细运动功能受损。这些问题都可能导致患者在穿衣过程中遇到困难，如不能稳定维持坐位，难以分辨衣服的左右、前后、正反，甚至无法辨认自身左右侧，无法顺利地将衣服穿上，难以完成扣纽扣、系皮带、对合拉链等动作。

如何改造脑血管病患者的居家环境

王阿姨不幸罹患脑血管病，生病后一直在各大医院周转、做康复，久未回家情绪低落。近日，王阿姨病情稳定，可以回家了，但从家里的出行之路却障碍重重。王阿姨家的大门特别窄，而且还装有门槛。照顾王阿姨的家属每次推王阿姨出门都十分吃力。即使出了家门，又遇到了新问题：大楼大门和外界地面之间有几级台阶，这让王阿姨的轮椅出得了房门却出不了楼门。王阿姨家里的环境也令人担忧。有一天晚上，王阿姨起夜急着上厕所，由于厕所马桶两边没有安装扶手，王阿姨独自坐下时险些摔跤。见到这番场景，王阿姨的儿子可操心坏了，决定改造家里让家更方便脑血管病患者康复。

小课堂

1. 偏瘫患者的居家大门和门厅应该如何改造

偏瘫患者下肢活动不便，有的甚至需要使用轮椅代步，门厅应该符合以下标准。

（1）家庭内适合轮椅进出的大门应宽敞，高的门槛应改装为斜坡，避免出现台阶。

（2）清除门厅的杂物，地面要平坦、防滑、无开裂，光线要保证充足，尽可能安装多种扶手。

（3）门把手不宜采用球形，不利于老年患者抓握施力，宜改造为易施力的下压式。

2. 偏瘫患者的卧室应该如何改造

卧室需要根据患者的生活习惯进行相应的调整。

（1）患者经常使用的室内地面应尽量保持整洁、平坦、防滑，尽量去除地毯等造成地面不平的物品，建议使用木地板或防滑地砖等。

（2）患者的床不宜太高，以方便患者上下床。

（3）卧室内应该有充分的收纳空间，以免妨碍患者活动。衣柜柜门建议使用推拉式或折叠式。

（4）照明开关尽量选择触控式或声控式，夜间照明光线应柔和而明亮。

（5）有条件的住户可以考虑将患者的卧室移至距离厕所最近的房间，并将床至卧室入口的距离控制在 6 ~ 10 步范围内。

（6）在卧室安装对讲设备或呼叫铃，一旦患者需要帮助，可随时与家人取得联系。

3. 偏瘫患者家中的厕所应该如何改造

患者每天使用厕所的频率很高，应符合以下标准。

（1）厕所应该尽量宽敞，门应便于开关。

（2）应在坐便器两侧安装水平扶手，也可以在一侧墙壁上安装“L”形防滑扶手。

（3）坐便器高度根据轮椅而定。

（4）如果患者排泄后不方便清洁，可以安装自动冲水洗净装置和热风干燥装置。

（5）坐便区域附近可设置储物空间，方便放置清洁用具和助便设备、药物。

（6）在坐便区附近安装呼叫铃，一旦患者需要帮助，可随时与家人取得联系。

知识扩展

偏瘫患者家中的洗浴区域应该如何改造

一般家居设计中，洗浴区往往和厕所同处一室，而患者在洗浴区发生跌倒事故的概率比在厕所要高得多。因此，对于洗浴安全的考虑一定要非常充分。

（1）洗浴区要足够宽敞，地面瓷砖越小越好，用越小的瓷砖铺的地面越不容易让人滑倒。

（2）提倡淋浴，选用可弯曲的、活动的淋浴喷头，淋浴间内放置洗浴椅，坐位洗浴。

（3）淋浴间内部墙壁上应该加装扶手，淋浴间内部、出入口处的地面应该放置防滑垫。

居家康复环境的合理化改造可以减少由于环境不恰当所导致的意外和不便，从而提高患者独处时的安全性和便利性，改善患者自理能力，促进其康复。

南丁格尔——医院的“设计师”

弗洛伦斯·南丁格尔是近代护理学的创始人，她因开创现代护理事业以及倡导公共卫生改革而闻名于世。在战争期间，她通过对医院和兵营的实地走访调查，证实了造成士兵们死亡的原因之一是医院过度拥挤、卫生条件差、通风不良等。因此，她开始对医院卫生环境和设施的摆放进行改善，使伤员的死亡率大大下降，当时全世界的医院都按照她的构思进行设计改良。南丁格尔强调，护士应注重物理环境，包括病房的整洁、通风、空气新鲜、温度适宜，无噪声、无异味；饮水卫生、饮食卫生、下水道通畅；床铺的高度和宽度要适当等。

脑血管病患者如何科学有效地运动康复

王大爷吃晚餐时突发左侧肢体无力，以为白天太累，晚上多休息就好，并没有重视；第二天症状加重、左侧偏瘫后才送医院，得知患上脑梗死并错过溶栓、取栓治疗时间后，他情绪极为低落，不配合吃药、进食和康复，恢复得很不理想，只能长期卧床，基本丧失生活自理能力。最近，他的儿女发现邻居张大爷也发生了脑梗死，被及时送到医院并积极配合治疗，在早期实施科学有效的康复治疗后，仅1个月时间就恢复到生活自理状态。那么脑血管病患者应该如何科学有效地运动康复呢？

小课堂

1. 脑卒中康复治疗的时间性

脑卒中康复治疗包含脑卒中单元内的早期康复介入（发病24小时），康复科进行的恢复期治疗（发病1周～3个月），以及社区和家庭中的慢性期治疗（发病3个月后）。除院内康复治疗外，科学的家庭康复同样重要。

2. 脑卒中康复治疗包括什么

康复治疗主要包括一般功能康复（肢体运动功能及感觉障碍康复、语言与吞咽困难康复），生活能力锻炼（改善心肺呼吸功能、提升日常生活能力），高级神经功能康复（认知与情感康复、心理疏导康复）等。

3. 作为家属我们该如何帮助患者科学居家运动康复

（1）家属学习后可行瘫痪肢体良肢位摆放、关节被动运动，遵循循序渐进原则，避免过度训练致肌肉疲劳和关节损伤。操作如视频所示：运动功能康复（视频1～3），肢体协调训练（视频4）、缓解上肢痉挛（视频5），吞咽功能训练（视频6）、心肺功能训练（视频7），帮助患者学习翻身、坐起及向轮椅转移（视频8），站立（视频9）、穿衣训练（视频10～11）。

运动功能训练
（视频1）

核心肌群训练
（视频2）

上肢功能作业
（视频3）

肢体协调训练
（视频4）

缓解上肢痉挛
（视频 5）

吞咽功能训练
（视频 6）

心肺功能训练
（视频 7）

翻身、坐起及向
轮椅转移
（视频 8）

站立训练
（视频 9）

穿裤子训练
（视频 10）

穿衣训练
（视频 11）

（2）结合生活场景行站立、转身、坐下等动作的稳定性训练。纠正异常步态，提高行走速度和稳定性。

（3）感觉障碍、失语、构音障碍、认知功能障碍、情感障碍康复等需在医生指导下利用先进的设备辅助进行。

（4）保持良好沟通，提供情感支持和心理疏导，帮助患者建立积极的康复态度。

知识扩展

1. 脑卒中患者如何保护肢体、预防压疮

脑卒中患者可以通过良肢位摆放保护肢体。良肢位，又称抗痉挛体位，是一种可预防、缓解痉挛，促进正常运动模式及预防压疮发生的治疗体位。良肢位是早期卧床的脑卒中患者最基础的治疗，一般建议患者非睡眠期间每 2 小时变换一次体位。

常用体位一：患侧卧位 [蓝色为患侧（下方），粉色为健侧

（上方）]。

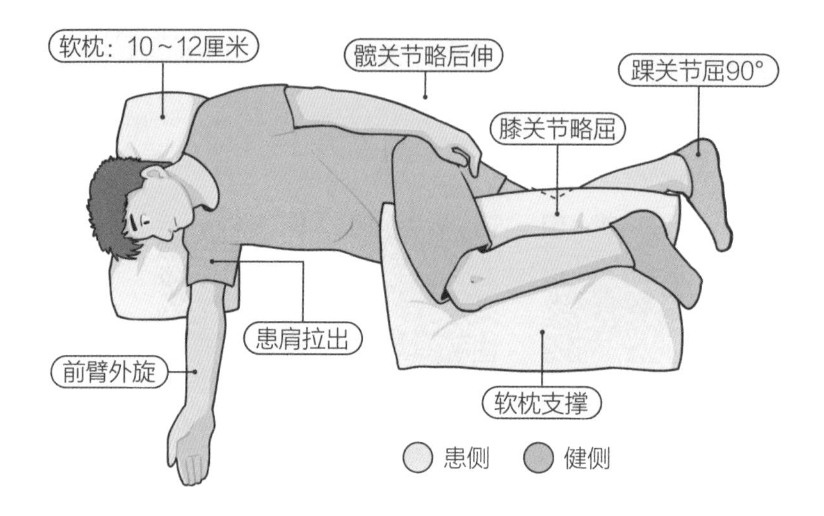

患侧卧位

常用体位二：健侧卧位 [蓝色为患侧（上方），粉色为健侧（下方）]。

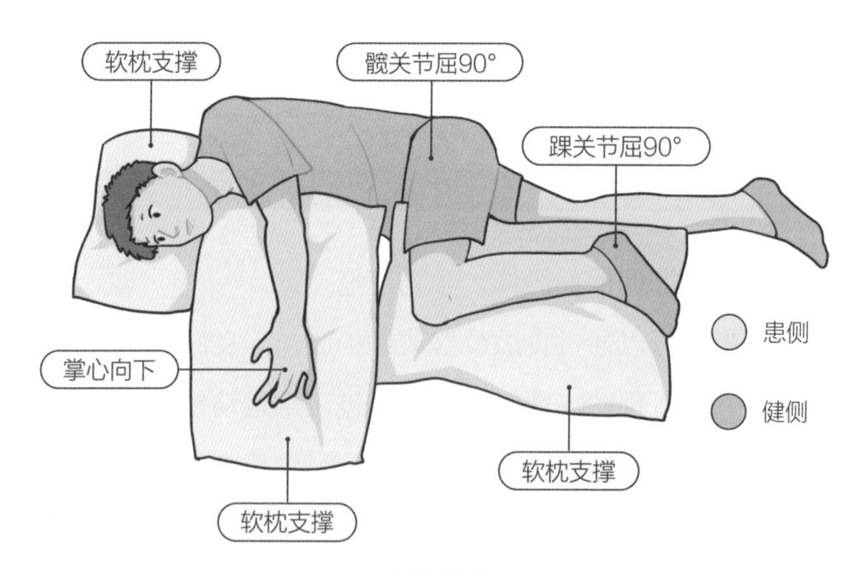

健侧卧位

常用体位三：仰卧位（面朝上的体位，蓝色为患侧，粉色为健侧）。

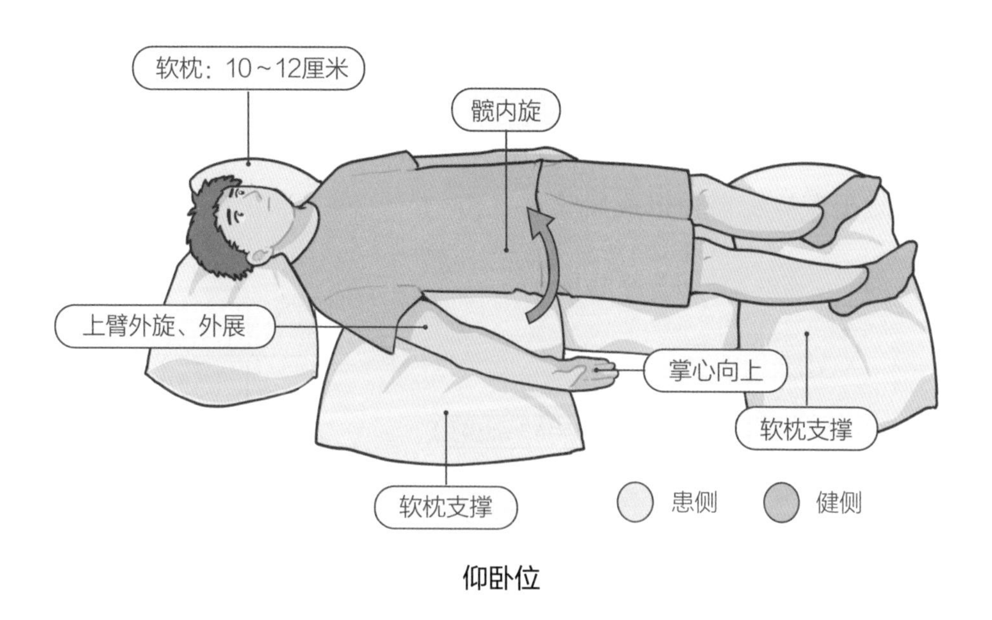

仰卧位

常用体位四：坐位。

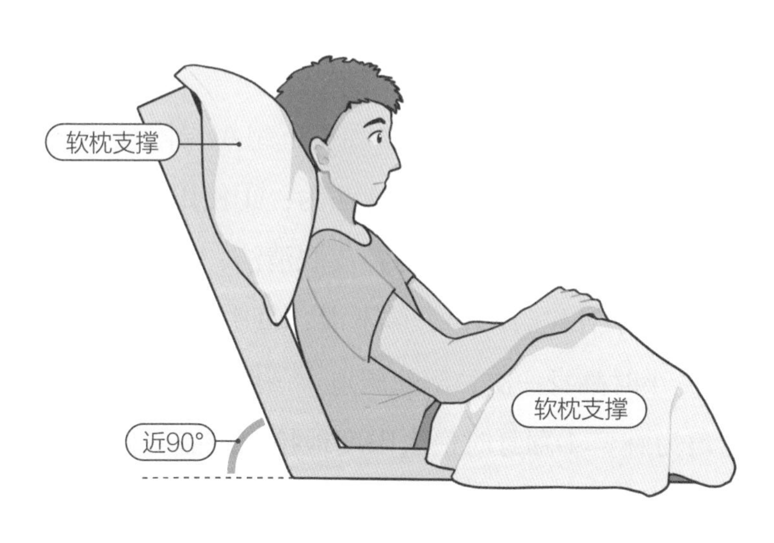

坐位

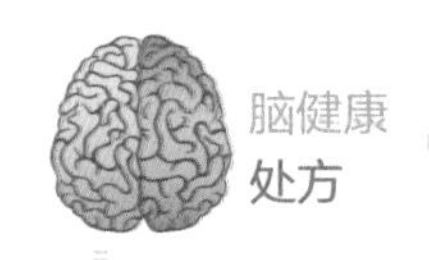

2. 患者瘫痪肢体水肿该怎么办

脑血管病患者因肢体运动障碍导致血流瘀滞，易形成深静脉血栓导致肢体肿痛、坏死，甚至出现肺栓塞而危及生命，日常照护中，可以通过足踝运动预防肢体水肿。足踝运动是通过踝关节的屈伸和环绕运动，起到“泵”的作用，促进下肢血液循环和淋巴回流，减少深静脉血栓形成风险。

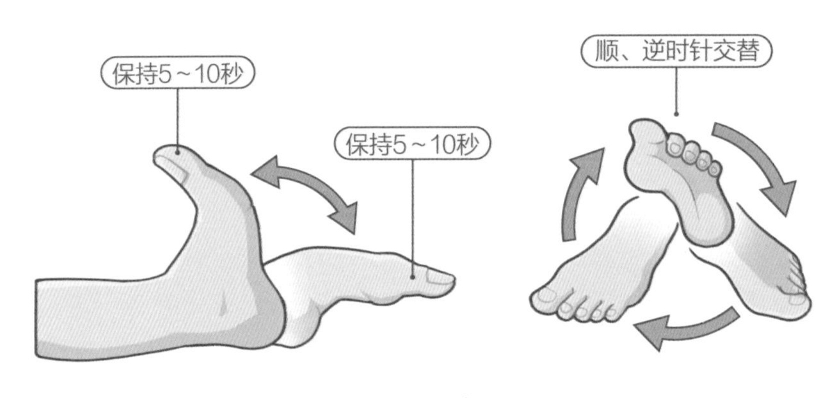

足踝运动

3. 卧床患者皮肤损伤该怎么办

局部皮肤长期受压可导致皮肤和皮下组织局限性损伤，即压疮，通常发生在骨突出部位。预防方法为：①使用气垫床、减压垫及压疮敷料，保护骨隆突处。②保持皮肤清洁、床单位清洁干燥无碎屑。③坐位、半卧位时防止身体下滑，每次不超过 30 分钟，平卧位时至少 2 小时翻身一次，解除压迫。一般侧卧或床头抬高以不超过 30 度角为宜。④翻身时最大限度地抬起患者身体，避免拖、拉、拽等动作。

脑血管病康复的发展

19 世纪末，英国的神经内科医生威廉·理查德·高尔斯（William Richard Gowers）首先提出了脑卒中的康复治疗。他提议在患者手中放一个橡胶球，以保持手指姿势，按摩减轻患肢强直和痉挛，并提出“语言再教育”。中医也在开始尝试针灸、按摩及各种辅助锻炼。20 世纪初，通过在第二次世界大战伤员中进行被动运动、早期运动预防肢体畸形，康复医学有了进步。直到 20 世纪 70 年代，系统性的脑卒中康复始以“脑卒中单元”的形式出现，并逐渐演变成今天的三级康复治疗模式。

答案：1. D；2. D；3. √

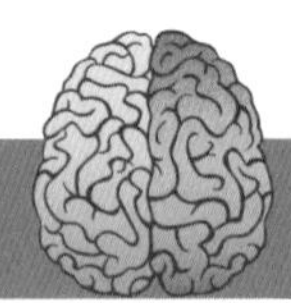

健康知识小擂台

单选题：

1. 健康的膳食结构可以降低脑血管病发生率，下列哪种膳食结构不健康（　）

   A. 增加水果、蔬菜、鱼类与膳食纤维的摄入量

   B. 地中海饮食

   C. 得舒（Dash）饮食法

   D. 高盐、高脂、高糖的饮食

2. 关于脑血管病的康复治疗，正确的是（　）

   A. 只能在医院内康复治疗

   B. 恢复期康复是指发病半年后在家中的康复治疗

   C. 康复治疗的患者不会有后遗症

   D. 康复治疗可以提高患者生活质量，减少并发症

判断题：

3. 对于超重或肥胖的缺血性脑卒中患者，减重可以改善动脉粥样硬化性心脑血管疾病的风险。（　）

脑血管病的预防与康复自测题

（答案见上页）